公共安全应急管理指南丛书

应急演练规划指南

YINGJIYANLIANGUIHUAZHINAN

李雪峰 ㊟编

中国人民大学出版社
· 北京 ·

公共安全应急管理指南丛书
编委会成员

前　言

“公共安全应急管理指南丛书”可以理解为这一领域的推荐性指南。这里介绍的思路与方法并不是要给实践者“立法”或居高临下式的“指导”，而是提供一种注重应急管理能力提升，值得信赖的、可供参考的思路与方法。

关于丛书

应急演练是突发事件应对工作的重要组成部分，已经成为各级应急管理部门、应急救援队伍、基层社区的常规性工作。但是，我国应急演练的总体水平仍不够理想，具体表现为：演练模式上，展示型演练多、训练型演练少；演练方式上，随意性成分高、规范性程度低；演练质量上，粗糙的演练多、精致的演练少；演练效果上，走过场的多、认真总结的少。为了给各地切实提升应急演练提供必要的工具，公共安全应急管理指南丛书从四个层面介绍科学的演练理念、规范的演练方法、实用的演练工具、可信的演练案例。

本丛书包括四册：

第一册：应急演练规划指南；

第二册：应急演练准备指南；

第三册：应急演练实施指南；

第四册：应急演练评估指南。

关于本书

本书是丛书的第一册：应急演练规划指南，为正确理解应急演练、从总体上谋划应急演练和为一项具体应急演练项目作出规划提供支持。为此，全书分为三篇。

上篇：应急演练理论与方法。这一篇是总体上谋划演练和制订演练计划的基础，当然也是本丛书的知识基础。全篇分四章阐述应急演练的概念与发展、系统与过程、原理与原则、类型与形式。其目的是给本书的读者与使用者描绘一个关于应急演练的整体图景。已经对应急演练有较多了解的读者或者急于规划或计划某个具体演练项目的使用者，可以略过本篇，直接进入后面的篇章。

中篇：系列应急演练管理。这一篇是以一个系列的演练集合为对象，介绍如何系统谋划和组织实施应急演练。本篇包括系列应急演练的基础知识、基本方法、可借鉴使用的工作表单和可参考的典型案例四个部分。这一篇供负责规划和组织一定计划期内多个应急演练的机构或部门使用。如果仅仅是为了把一个应急演练工作做好，则可以从下篇读起。

下篇：应急演练计划。这一篇是以单项应急演练为对象，介绍其第一个步骤，即计划的方法。本篇包括一个具体应急演练项目计划工作的基础知识、基本方法、可借鉴使用的工作表单和可参考的典型案例四个部分。

一项应急演练工作包括规划、准备、实施、评估四个环节。本书是第一个环节，后面三个环节分别是另外三本书的主题。规划是做好一切工作的基础，建议演练组织者认真阅读本书。

目　录

上篇　应急演练理论与方法

中篇 系列应急演练管理

下篇 应急演练计划

上篇
应急演练理论与方法

第一章　应急演练的概念与发展

2016 年 3 月 31 日至 4 月 1 日，第四届核安全峰会在美国首都华盛顿举行。中国国家主席习近平与会，同 50 多个国家和国际组织领导人共商全球核安全大计。

新华社报道称，2016 年 4 月 1 日下午，习近平出席模拟场景互动讨论会。[①]

讨论会由时任美国总统奥巴马主持。美方首先播放一段模拟核恐怖危机视频。恐怖组织窃取某国核材料，试图利用无人机在敏感区域进行喷洒……现场屏幕上，正在播放的核恐怖危机模拟视频令人绷紧神经。

危急时刻，各国如何携手应对？出席互动讨论会的各国领导人就此展开讨论。

这事实上就是一场特殊的应急演练——一场世界最高级别的分析式

---

① 霍小光，桂涛. 习近平出席第四届核安全峰会模拟场景互动讨论会暨闭幕式.（2016-04-02）[2017-10-27]. 新华网；郝薇薇，霍小光，徐剑梅. “我们的新征程才刚刚开始”——记习近平主席出席第四届核安全峰会.（2016-04-03）[2017-10-27]. 新华网.

桌面演练。习近平主席对演练场景的评价是："刚才看到的模拟核恐怖危机情景和当前形势发展结合得很紧密。"

这些信息至少表明三点，一是此次演练场景设计非常真实；二是演练方式属于参演者无脚本的演练；三是模拟演练的概念已经深入人心。

但是，在现实生活中，人们对演练内涵的理解往往并不全面、不深入。大量的表演型演练就反映了这种认识上的偏差。为此，本章概要阐述应急演练的基本概念和当今世界应急演练发展的基本特点。

第一节　应急演练的概念

一、应急演练的定义

一般地说，演练就是集体性练习活动。演练在不同的语境中有不同的称谓。在军队，有演习、军事演习；在教育培训机构，有角色扮演或情境模拟教学方法；在政府机构，有应急演练、预案演练。而在英语环境中，则将各种应急演练统称为"练习"（exercise）。

概括地说，**应急演练是演练组织者通过创造一个虚拟情境（突发事件情景）与环境（演练物理环境），使参演者通过完成突发事件应对任务及事后评估等活动，实现检验应急预案、锻炼应急队伍、优化应急系统，最终提升应急能力的目的。**①

这一界定强调演练的主要角色是组织者和参演者，演练的媒介是虚拟情境和环境，演练的过程是处置与评估等活动，演练的目的是检验预案、锻炼队伍、优化系统，并最终提升应急能力。

---

① 国务院《突发事件应急演练指南》的定义：应急演练是指各级人民政府及其部门、企事业单位、社会团体等（以下统称演练组织单位）组织相关单位及人员，依据有关应急预案，模拟应对突发事件的活动。

二、应急演练的作用

1. 从利益相关者的视角——满足要求

任何工作系统都是为社会公众和更高级权威服务的系统。着眼于服务，演练可以满足各方利益相关者的要求：

（1）满足有关法律法规对演练工作的要求。例如，《中华人民共和国突发事件应对法》第二十九条规定：县级人民政府及其有关部门、乡级人民政府、街道办事处应当组织开展应急知识的宣传普及活动和必要的应急演练。居民委员会、村民委员会、企业事业单位应当根据所在地人民政府的要求，结合各自的实际情况，开展有关突发事件应急知识的宣传普及活动和必要的应急演练。

（2）满足公众了解政府准备工作的要求。各级政府通过举行大规模、有公众参与的实战演练，表明政府对应对突发事件的准备已经到位。

（3）满足领导观摩和检查工作的要求。这也是许多展示性演练的主要目的和合理性所在。

2. 从工作的视角——完善系统

演练有助于完善工作系统，这包括：

（1）完善政策。通过演练检验与评估有关政策，例如检验有关的受灾群众救济政策在特定的灾害情境下是否可行。

（2）完善预案。通过演练检验与评估具体的工作预案和程序，即检验预案和操作规程是否合适，有何需要改进之处。

（3）明确职责。明确在一定工作环境中的人员和机构的责任、职责，即通过演练使有关人员和机构更加明确自己在有关情境下的职责。

（4）磨合机制。通过演练来检验和改进地区与地区、部门与部门之间的协作、合作机制。

（5）人机协调。通过演练来提高人与技术系统（如应急通信系统、应急平台）的协调与整合的水平。

3. 从参与者的视角——提高个人和团队能力

人是突发事件应对的主体，是突发事件应对的根本力量。在物资条件不足或非常规突发事件面前，人的作用就更加重要。现代应急演练在提高人员能力方面的作用主要体现在：

（1）提高应急处置者的个人能力。演练可以使有关人员在练习中端正态度，明确职责，增进应急处置知识和经验，提高相关的工作技能。演练会从多角度帮助参演者积累处置经验，学习处置方法，提高心理承受力。所有这些都将有助于提高参演者的分析能力、决策能力、协调能力、沟通能力等。

（2）提高应急处置集体的能力。演练是一个跨部门的合作性工作，因此可以把演练的准备、实施等的全过程当作一个构建应急管理学习网络的过程。通过演练相关工作，不同部门的人员相互熟悉起来。参演各方交流得越充分、越自如，就越能够彼此熟悉，越能够从彼此身上学到更多的东西，对于日后处置突发事件时的合作就越有益处。因此，如果从构建社会网络的角度看待演练相关工作，推动演练相关工作，就会看到演练是提高应急管理系统集体能力的主要手段。

（3）提高社会对突发事件应急处置的认识。社会公众通过接受在演练过程中的应急知识宣传，观摩有关演练行动，也会提高对防范和应对突发事件的认识，增长有关知识，从而提高处理突发事件的能力。

三、应急演练的微观特征

就一次具体的演练而言，应急演练作为特殊的实践活动具有如下微观特征：

1. 第二实践性

人类的社会实践活动可以理解为两种类型：一类是以干预自然、干预社会为内容的“实战”活动；另一类是为上述实践活动做准备的“训练”活动。这些训练活动可以视为人类的次级实践活动，或者第二实践活动。训练性质的活动有练习（学生的作业）、实习（学生的综合实践体验）、训练（运动员和军人的技能培养）、操练（各行业人员的技能培养）等。

在突发事件应对领域，其实践活动也可以视为两类：应对实际突发事件的“实战”和为之做准备的应急演练等应急准备工作。应急演练通常被视为应急预案管理的一部分，目的是通过演练来检验预案，进而修订和完善预案。这种认识是对的，但不够全面。与其他各种人类训练性活动一样，应急演练是对“实战”活动的预演和准备，其本质是提升应急处置“实战”能力的活动。

2. 虚实统一性

应急演练的突发事件场景是虚拟的。虚拟化的优点，一是可以使事件更具典型性，更能体现演练目的、目标要求；二是更有利于把参演者带入陌生环境中（而不是参照已有的真实事件处置经验与做法）。

但是，“虚拟”不等于“虚假”，而是在符合实际情况和应急工作客观规律的基础上将突发事件场景虚拟化。虚拟化场景不但要与现实紧密联系、合乎情理，而且要与演练目标吻合。

3. 合规性与专业性

合规性是指应急演练的设计与参演者行为都要遵从有关法律、法规、预案等的规范要求。演练在相当意义上是为了通过练习熟悉规范、理解规范、掌握规范要求。

专业性是指应急演练的设计与参演者行为也要具有专业特质。演练的设计要体现科学性，要符合人的认识规律和突发事件应对的规律；演练的参演者也要依据“科学应急”的原则开展行动。

四、应急演练的宏观特征

对于一个组织机构、一个地区、一个国家而言，应急演练不是一劳永逸的，而是一种持续开展的实践活动。这就使得应急演练具有特定的宏观特征。

1. 体系性

一般而言，应急演练有桌面演练和实战演练两种基本类型，每类演练中又有多种具体形式。这些不同的演练方式构成了应急演练的类型体系。

具体而言，由于不同演练的功能不同，理性的应急演练组织者在一定时间段内，会根据应急准备工作需要，从整体上规划一系列应急演练活动。这也反映出演练的体系性。

2. 制度性

应急演练是各国应急管理基本法律（如我国的《突发事件应对法》）以及有关的法律法规所规定的。因此，演练在本质上是一种制度性安排。演练组织者要依法依规定期组织应急演练，达到有关制度的定性、定量要求。上级部门往往要对下级单位应急演练的实施情况进行督促检查。在突发事件发生后的事件调查过程中，调查部门也往往要调查有关责任方执行应急演练制度的情况。

3. 发展性

为了持续提升应急能力，应急演练组织者要在不断总结经验教训的基础上，逐步提高演练难度，提高演练能力和演练组织水平。因此，对于一个组织而言，应急演练实践作为一个整体，要不断体现发展性。

第二节　现代应急演练的发展趋势

演练作为一种人类活动由来已久。古代的“周幽王烽火戏诸侯”可以被视作对军事联动机制的检验式演练。现代社会的应急演练通常被理解为“模拟应对突发事件的活动”，是应急准备工作中的一种重要实践活动。

纵观 21 世纪以来的国际应急演练实践，有如下特点和趋势：

一、地位上：显性化的趋势

应急演练实践的显性化趋势是指其从不为人知到引人注目、从星星之火到形成燎原之势。

过去，演练的频次远远没有今天这么多，规模也没有今天这么大。现在，仅北京市各类单位每年就要举办数万次种类、形式、规模不等的演练，这是过去无法想象的。

过去，演练往往从属于锻炼队伍的工作。今天，演练被作为检验预案、锻炼队伍、磨合机制、科普宣教等工作的重要载体。

过去，演练没有得到像今天这样受到组织上的关注。现在，许多国家和地方把专门制订多年度或本年度演练计划作为一项相对独立的工作来要求。

归纳地说，应急演练的体量、独立性、被关注度的确大大增高，显性化的趋势明显。

二、管理上：制度化的趋势

应急演练管理的制度化趋势是指政府日益把这种社会性活动纳入其管制范畴的趋势。

法律保障是最高级的制度保障。从法律上把演练作为应急管理的规定动作是制度化的法理依据。《中华人民共和国突发事件应对法》中多处对应急演练作出规定，除了前文述及第二十九条有相关要求外，第二十六条指出："县级以上人民政府应当加强专业应急救援队伍与非专业应急救援队伍的合作，联合培训、联合演练，提高合成应急、协同应急的能力。"把应急演练作为应急管理的规定动作使得这项实践活动有了重要的法理依据。

应急预案通常也对应急演练提出要求。例如，《国家突发公共事件总体应急预案》要求，各地区、各部门要结合实际，有计划、有重点地组织有关部门对相关预案进行演练。

对政府自身的应急演练实行严格要求是制度化的直接落实。《国家突发公共事件总体应急预案》要求组织演练，许多地方都出台了《应急演练管理办法》。

有关规定要求政府要对社会应急演练加强业务指导，是制度化的延伸。

归纳地说，应急演练法制依据的确立、管理制度的丰富和完善等都意味着其制度化趋势的加强。

三、操作上：规范化的趋势

应急演练动作的规范化趋势是指社会和政府对演练行为范式的认识和实践日益趋同的趋势。

（1）演练的术语逐步趋向一致。在中国，过去还有人称之为演习，有人称之为演练，现在则统一称为演练；在美国，20 世纪 90 年代还有文件把功能演练和单项操练混为一谈，现在则普遍认定这是两种不同的演练。当然，这种一致性主要体现在一个国家内部，国际上的术语统一尚需时日（例如，目前对于桌面演练，英、美、德等国都有不同的理解）。

（2）演练的程序逐步趋向统一。随着应急处置程序的统一和法制化，演练的程序也日益趋向统一。

（3）演练的文件逐步趋向健全。现在，每一次演练都要准备演练规划、参演人员手册、导调人员手册、评估人员手册等。其中的信息要素也日益健全。

归纳地说，应急演练术语的一致性趋势、程序的统一化趋势、文件的健全性趋势都意味着演练操作的规范化趋势明显。

四、方法上：专业化的趋势

应急演练方法的专业化趋势是指其从经验性上升到专业性的趋势。

(1) 演练指南日益完善。随着应急演练实践的丰富，应急演练的知识也日趋系统化，这就为演练规范的出台奠定了基础。当前各国演练指南日益完善，各国各地区的演练指南都在从篇幅较小向篇幅较大变化着。美国《国土安全应急演练与评估指南》一度扩编为5卷本、数百页的印刷版再加上不断充实的网上版资料的集合。

(2) 演练方法日益深化。关于演练场景的设计、演练评估指标的设计等，学理上的支撑越来越充分。

(3) 人员培养的专业化。对演练的组织、设计、评估人员的培养已经从师傅带徒弟式的经验式培养演变为专门的培训。美国联邦应急管理学院的专业演练师培训需要长达6个月的培训周期。

归纳地说，演练指南日益完善、演练方法日益深化、人员培养的专业化都体现着演练专业化趋势日益明显。

第三节　现代应急演练的不同模式

不同国家的应急演练实践往往根源于自身的现实挑战、体制机制以及文化传统，这就形成了不同的模式。具体地说，可归纳为工程式演练模式、反思式演练模式、展示式演练模式。

一、工程式演练模式

工程式演练模式是指把演练工作的各个逻辑环节都具体化为清晰的流程化的工作步骤。这以美国的应急演练为代表。

1. 系统化的管理

美国“国土安全演练与评估计划”为应急演练提供了系统化的管理指南，具体有：

第一，系统的演练周期管理。演练项目全过程包括确立基础、设计开发、实施、评估、改进等5个环节。

第二，系统化的设计。一个完整的演练设计过程包括开展需求评估、确定演练范围、明确演练目的、选定演练目标、勾画初始场景、描述事件体系、分析预期行动、设计具体信息等8个步骤。

第三，系统化的实施。演练实施要遵循一定的程序，要有系统的催化、控制方法作为支撑。

第四，系统化的评估。评估包括规划与组织评估、观察演练搜集数据、分析数据、拟订总结报告草案、召开总结会议、确认改进事项、总结报告与改进计划定稿、跟踪实施情况等8个步骤。

这种系统化的管理把演练过程工程化了。这里把制订改进计划作为一个独立的环节，特别有助于演练成果的转化。在设计和评估方面，按照这8个步骤走，就能够有效保证做出高质量的演练设计和评估，也使得演练的设计和评估工作变得相对容易。

2. 系统化的工具

为了使演练设计与实施科学化、规范化，美国“国土安全演练与评估计划”要求运用一系列的应用工具来支撑相关工作。

第一，运用《国家应急目标能力清单》（其中规定了37项能力）来设计演练的目的。

第二，运用《国家应急通用任务清单》（其中将目标能力分解为2 000多项任务）来设计具体的演练目标。

第三，运用《国家应急演练评估指南》（其中有数十个、几百页的评估模板）来设计演练评估表。

3. 系统化的模板和资料

为了使演练的设计与实施更为方便和规范，美国“国土安全演练与评估计划”给出了一系列演练设计与实施用的模板。

第一，文件类模板。针对演练设计与开发阶段，给出了参演人员手册、控制人员手册、评估人员手册的模板；针对演练评估工作，提供了总结报告模板等。

第二，工作类模板。针对演练设计要召开的一系列会议，提供了会议议程模板。

第三，多媒体资料。针对演练场景设计，提供了针对不同类型突发事件的图片、声音、视频等各种多媒体演练场景片段。

二、反思式演练模式

反思式演练模式的根本特征是“精致”，以德国联邦应急管理学院的演练为代表。具体地说，其精致之处在于：

第一，它立足于通过“做”来发展。人的发展的根本途径是“行动”，是做、是实践，而不是听、不是讲。反思式演练强调通过演练持续提升个人和组织的应急能力。

第二，强调了基于“反思”这一关键环节来实现发展。反思是以学员为主体的对自己行为的回顾与评判。这个环节保证了其经过实践证明是正确的思想与做法得到强化与固化，保证了学员及其群体能自己发现问题、自己探索解决问题的办法，从而有效地推动问题的解决、能力的提升。

第三，学习过程的结构化。通常人们在处置突发事件时的行为主要是反应式的，在思想上是从现象到决策的“短流程”，而德国式的处理问题方法强调“长流程”，是系统式的思考和行动。例如，对于灾情研判，德国式方法要求首先从基本信息出发，经过三轮提问或多阶段预测，得到预测的信息；之后经过分类将预测信息系统化；再经过排序将预测信息条理化；最后再依据上述分析，根据轻重缓急和发展趋势进行决策。

第四，演练过程的慢速化。演练要模拟现实，要有紧张感，这是许多人的基本认识。但是在反思式演练组织者看来，仅有这种“现实感”的认识是不够的。演练首先是一个学习过程，通过演练学会工作方法是矛盾的主要方面，模拟要服从、服务于学习。因此，德国式演练强调要有适当的“慢动作”。学员要一个环节一个环节地做。一个环节的任务没有完成，教师或导调员不要急于进入下一个环节。只有演练中能够坚持必要的“慢”，才能保证真实处置时“自动地”快。

第五，演练产出的充分化。演练过程的慢，要保证演练活动取得“丰收的果实”。在分析阶段，反思式演练法强调要全面列举问题，尽可能在有限的时间框架内穷尽可能出现的问题；在决策阶段，要力图找到多种解题的备选方案，再从中选优。这在真实的突发事件处置中可能不够“现实”，但却是演练学习中的必要要求。

第六，演练过程的团队学习。上述方法不是一个人闭门思考的方法，而是要求充分发挥每个人的智慧，通过集体讨论、不同观点交锋而获得成果的过程。在具体实施上，反思式方法有时明确要求小组成员“轮流说”，有时放任小组内阶段性的冲突和无序。所有这些都体现了发挥集体智慧、顺应群体互动的思想。

三、展示式演练模式

展示式演练模式注重演练的组织有序，以我国一些政府部门的应急演练为代表。

（1）演练工作强调对领导负责、对上级负责。一项演练任务是一个严肃的政治任务。各项工作的组织必须严格有序，扎扎实实，并具有领导可以看到的结果。为此，国内各演练指南往往都强调要有领导小组。

（2）演练的形式和内容并重。在形式上必须观赏性强，在内容上也要完善，不出差错。例如，各演练指南往往都要求有解说词，就是一个典型的做法。

（3）强调演练要起到检验应急准备成果、对有关方面起到展示作用和带动作用。例如，有关的演练指南往往特别强调演练要有“示范性”。

四、融合各种演练模式之所长

为了使演练收益最大化，我们需要博采众长，创造一种既符合现代突发事件应急管理要求，也符合中国实际的新型演练模式。这就是本书所要探索和推介的模式。具体地说：

（1）符合中国实际。注重演练组织的有序，发挥组织优势，通过演练展示应急准备工作的成果，对有关方面起到示范带动作用。

（2）符合突发事件处置要求。现代突发事件往往不确定性强，应急处置既需要符合预案要求，也需要突破已有预案。这就要求加强对应急指挥流程与方法的演练。因此，演练要强调规范化、工程化方法。

（3）符合人的学习规律。演练的主体是参演者。以参演者为中心，就是以让全体参演者学到、学会有关应急管理的知识和技能为主要导向，来设计、实施、评估演练。就像学校的课程学习提倡以学生为中心一样，演练中以参演者为中心就是把演练充分地设计成、做成一个让参演者充分参与、充分发挥主观能动性的环境，使其在演练过程中真正学会应对、学会协作、学会沟通。

第二章　应急演练的系统与过程

自 2004 年起，德国每两年开展一次国家级应急管理演练，即“跨州危机管理演练”（LüKEX）。与一般的应急演练相比，“跨州演练”的最大特点就是以全国性危机防御为目标，是一种跨部门、跨地域、全国性，甚至具有国际性的大规模演练形式。

演练设计团队要综合考量公民保护机构、安全部门和其他专业部门的风险分析报告、应急预案、过去演练的总结报告、实际发生的突发事件应急处置报告等权威资料，在深入的风险评估基础上确定演练主题。例如，2004 年，第一次“跨州演练”的模拟场景是因高压线结冰造成的大面积停电，同时发生恐怖袭击，其中部分恐怖袭击还使用了有毒化学品。

“跨州演练”组织规模大、持续时间长。例如，2005 年，所有联邦州都参与了以“化学物质威胁引起的严重交通事故”为主题的演练，几十个相关的应急指挥部大约 3 000 人连续不间断演练了 36 个小时。演练时的领导与控制工作由演练总指挥、中央导调组以及各分散的演练导调小组来承担。为了支撑整个演练进程，演练组织方还大量安排了记者、市民、国家领导人等模拟角色。此外，在各个演练场地还安排了大量的评估员。

总体上，“跨州演练”在一个“演练指导委员会”指导下进行，由“跨州演练中央项目组”具体实施。演练主要分为演练计划、演练准备、演练实施、演练评估四个阶段。演练计划阶段的工作主要包括确定场景、确定演练参与方、确定演练原则、起草演练协议等；演练准备阶段通常持续 12 个月，工作重点是准备好初始灾情、演练脚本和信息条以及通信方案等重要演练材料，并对参演者提供必要的演练前指导；演练实施阶段即正式演练，通常持续 2～3 天；演练评估阶段是演练结束后对演练进行全面评价并撰写评估报告，评估报告需提供给所有参与演练的单位。

这个例子展示了现代应急演练是一个复杂的组织系统，也包含一系列演练环节，揭示应急演练系统与过程就是本章的任务。

本章借鉴国内外有关演练指南的界定，按照应急演练系统和应急演练过程两个方面概述应急演练体系全貌。最后从实践的角度介绍国家演练系统。

第一节　应急演练系统

从系统与过程的视角，应急演练具有如下基本特征。

一、作为应急准备体系一部分的应急演练

应急演练是全面应急准备工作系统的特殊子系统，对于整个应急准备系统具有从属和带动作用。

一方面，应急演练具有从属性、工具性，是应急准备系统的一个工作手段。通常，应急演练或者是各地方或各具体实际工作部门应急准备

工作的一部分，或者是一个应急教育培训机构课程的一部分。

另一方面，应急演练又是这一系统的特殊组成部分。应急领域具有带动性，能够带动其他各项应急准备工作。只有通过演练才能真正在常态下检验预案，锻炼队伍，完善应急准备工作系统。应急准备体系见图2－1。

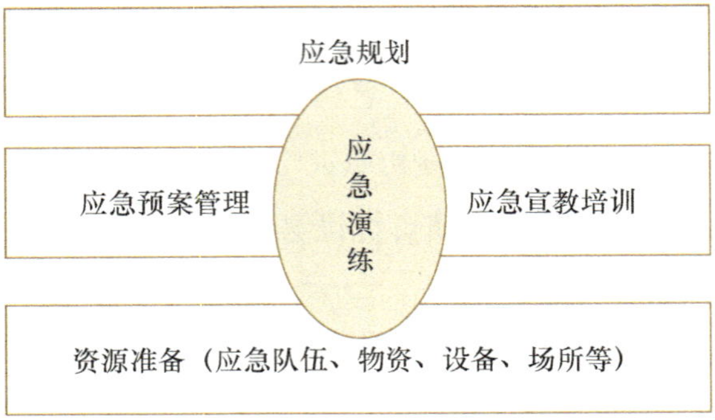

图2－1 应急准备体系中的应急演练

二、应急演练的系统要素

应急演练的系统要素有主体性要素、客体性要素和过程性要素三个方面。

1. 主体性要素

应急演练首先是人的活动。演练的各参与方包括：

演练组织者：负责设计演练、组织实施演练、组织评估演练。在有关的演练指南中，演练组织方往往被定义为一种项目式组织，如演练指挥部、演练领导小组、演练控制组、演练导调组等。

演练参演者：负责扮演角色，完成被赋予的演练任务，获得演练目标所期望的能力提高方面的收益。在演练作为培训的一部分时，演练参演者又被称为参训者。

演练模拟者：负责扮演演练中的需要参演者合作或应对的角色，例如上级领导、记者、受灾人员等。有时候，演练导调员会兼职扮演模拟者。

演练评估者：负责对演练参演者行为进行评估的人员。

演练观摩者：对演练活动进行观察或学习的人员。

2. 客体性要素

应急演练要有相应的软硬件条件支撑，使演练活动建立在一定的物质条件基础之上。

演练场地：演练所需要的活动空间，如应急指挥中心、应急处置现场、新闻发布厅等。

演练工具：演练所需要的信息平台、通信终端、演练文件等。

演练软件：演练所需要的通信软件、音频视频资料等。

3. 过程性要素

应急演练得以进行，需要信息驱动和规则引导等支撑演练进程的过程性因素。

演练信息：主要由演练脚本信息构成的信息流驱动着演练的演进。

演练规则：有关的法规、政策、工作流程和应急预案引导着参演者演练行为。

以上各要素之间的关系可见图 2－2。

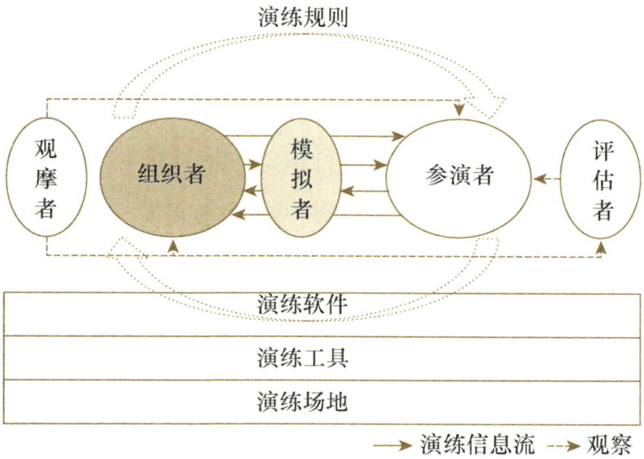

图 2－2　应急演练系统

4. 应急演练各要素之间的关系

图 2-2 表明，应急演练各要素之间有着复杂的关系：

（1）演练组织者（有时通过模拟者）与参演者之间通过演练信息相互联系起来。他们之间的行为方式则是由演练规则来规范。

（2）评估者和观摩者通过观察演练活动开展评估工作或者进行学习、了解。

（3）演练软件、演练工具、演练场地支撑着演练。其中，演练场地是演练物理空间的支撑者，而演练规则有时需要通过演练软件表现出来。

第二节　应急演练过程

简要地说，应急演练活动可以分为应急演练计划、应急演练准备、应急演练实施以及应急演练评估改进这四个环节。

一、应急演练计划

应急演练计划是指演练组织单位根据实际情况，依据相关法律法规和应急预案的规定，对一个应急演练项目做出的基本构想与总体计划。应急演练计划的主要工作有启动项目、分析需求、界定范围、确定目的、选择目标和形成计划六个。其中：启动项目是应急演练的起点，分析需求是应急演练的基础和首要环节，界定范围是聚焦应急演练的对象、规模与时空安排，确定目的是确定需要通过演练提升的应急能力，选择目标是明确应急演练的任务指标，形成计划是应急演练计划文本的完成。这六项工作环环相扣，共同构成了完整的应急演练计划流程，如图 2-3 所示。

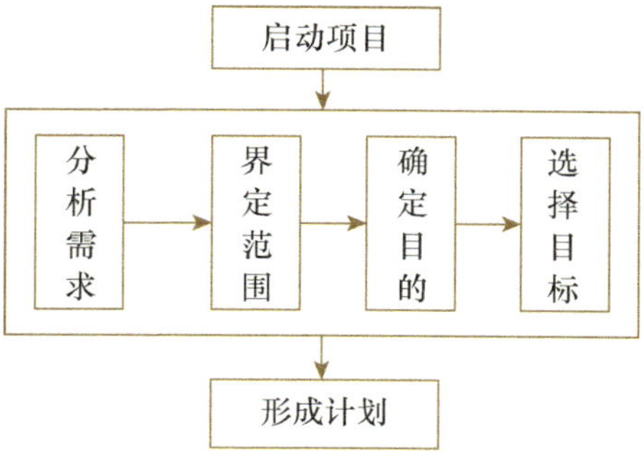

图 2-3　应急演练计划流程

二、应急演练准备

应急演练准备包括应急演练设计、应急演练开发、演练前准备三个环节。

1. 应急演练设计

应急演练设计的主要任务是设计突发事件的初始场景和情景事件清单。初始场景和情景事件清单统称为演练脚本。

2. 应急演练开发

应急演练开发是指相关文件与相关资料的开发，主要包括演练文件开发和演练辅助资料开发两大类。

演练文件是指导演练实施的详细工作文件，是演练实施和评估中的必备工具，分别发给相关人员。演练文件开发主要包括演练计划、导调员/模拟员/评估员手册、参演者手册等。

演练辅助资料开发主要指增强应急演练真实感的辅助手段和措施，如音像资料、必要的道具等。

3. 演练前准备

演练前准备是完成演练计划、演练设计和演练开发工作后，正式演练前所有工作的统称，具体可包括演练保障（人员保障、场地保障、物资和器材保障、通信保障）、演练前预备会议、预演练和演练动员等环节。

三、应急演练实施

应急演练实施包括演练的启动或导入、演练正式实施、演练结束或终止、演练后初步总结会等环节。

1. 演练启动或导入

演练首先需要有启动环节，或者由组织者进行导入性介绍。如果是有通知的演练，则要有正式或非正式的启动仪式。如果是没有通知的演练，则要有警报或事件启动程序。

2. 演练正式实施

演练正式实施即按照计划组织演练实施过程。其中既包括按计划的脚本实施，也包括临时的局部调整。

3. 演练结束或终止

要有正式宣布演练结束的程序。或者按照事先约定，如果出现突发事件或其他情况，提前终止演练。

4. 演练后

演练后的反馈是获得各方反馈和相互学习的最好时机。

这种总结，往往以参演者发言为主。组织方的发言主要阐述事实，并在此基础上以表扬和肯定为主，对演练做出初步评价。

四、应急演练评估改进

应急演练评估是演练组织者、参演者、评估者等在全面分析应急演练记录及相关资料的基础上，对比参演者表现与演练目标要求，对演练活动及其组织过程进行反思和评估，做出客观评价，编写应急演练评估报告，制订演练后改进工作计划并落实改进计划的全过程。

有关的演练指南对于“评估”环节的要求是一致的，但对于是否包括“改进”环节则说法不一。例如，我国国务院制定的《突发事件应急演练指南》没有提及改进；美国国土安全部的《应急与评估指南》提出制订改进计划，但指出改进可能不是演练组织者的任务；北京市的《应急演练指南》则将改进作为独立于评估的第五个环节。我们认为，在演练规范中明确演练后的“改进”工作意义重大，是必须加以规定的。

第三节　国家演练系统

国家和政府是应急管理的主要责任主体，也是应急演练工作的重要领导者。不少国家都建立了自己的国家应急演练系统。这种国家演练系统是演练战略、制度、活动的有机统一。在借鉴有关经验的基础上，我国国家演练系统也将不断完善。

一、可供借鉴的国家演练系统

1. 美国全国演练计划

美国全国演练计划（National Exercise Program，NEP）是集全国演练制度、规程、方法、学习与经验交流平台、政策支持为一体的国家总体演练工作安排，具有统领全国演练工作的职能。具体地说，它规定了以下几点：

（1）全国演练工作的基本政策与战略，这就为各级政府制订符合国情和战略部署的应急演练年度计划提供了依据。

（2）国家演练总体安排，包括国家层面演练（白宫参与），要解决由白宫领导的政府策略与政策问题，需要全体联邦行政机构参与；高层演练（部长参与），指联邦行政机构的重要模拟演练，着重针对需要优先解决的有关政府策略、政策和程序的问题；联邦部门演练，着重于部门预案、政策和程序的演练；地方演练，是在州、地方政府部门和私营部门进行的演练。

(3) 国家演练支持系统，即国土安全演练与评估计划（Homeland Security Exercise and Evaluation Program，HSEEP），对演练计划、设计、组织实施、评估等工作提供具体的方法指导、信息支持和政策支持。

2. 英国政府间协调演练计划

英国政府实施了一个政府间协调演练计划，其范围包括演练如何应对国内的各种破坏性挑战，包括事故、自然灾害与恐怖主义行为。

这一全国性的滚动演练计划的宗旨是确保全国能针对全面的民事危机的需要，制定出最佳的突发事件应急预案。此外，英国还通过多边会议，如G8、北约和欧盟等，或以双边的形式观察或参与国际的演练。

在2007年初举行的名为“冬柳”的演练就是一次典型的国家级演练。该演练于2007年1月30日和2月19日、20日共举行三天。“冬柳”演练的目的是检验英国各级政府对流感大流行的协调应急能力。通过对国家、地区和地方三级多方的危机决策过程进行演练，对英国在爆发全国性流感情况下，控制疫情的能力进行检验。事后，“冬柳”演练中发现的问题都被纳入修订流感应急准备规划和相关的预案当中。

3. 德国“跨州危机管理演练”

2001年美国“9·11”恐怖袭击事件和2002年欧洲易北河和多瑙河发生洪灾后，德国联邦政府和各州认识到，在异常的、重大的危险和灾害面前，只有采取全国性措施，才能有效应对新型的风险和危害。为此，2002年6月6日和12月6日的德国内政部长会议决议提出了“德国保护公民新战略”。在这个新的全社会整体危机防御框架下，联邦政府和各州共同承担风险管理和危机管理的责任，在遭遇异常灾情时，应通过联邦政府和各州之间跨地域的伙伴式合作，确保有效地保护公民。

从2004年开始，德国开展了两年一次的国家层面的危机管理演练，即“跨州危机管理演练”，重点对危机指挥部的运转、联邦政府与州及各机构间的应急联动、与公众沟通、结合生命线设施进行公民保护、军民合作等方面进行演练和评估。

德国“跨州危机管理演练”已就不同场景（例如2004年的大停电应对演练、2005年的世界杯赛事突发事件应对演练、2007年的流行病大爆发应对演练、2010年的恐怖袭击应对演练、2011年的IT安全事故应对演练等）组织过一系列战略危机管理演练。事实证明，“跨州演练”能够有效检验现有的应急预案，提高不同部门之间的合作沟通能力，完善行政指挥部的结构和协调机制。

二、完善我国国家应急演练系统

借鉴国内外好经验、好做法，我国国家演练体系可进一步做出改进。

1. 提高认识、明确战略

鉴于应急演练具有综合性带动作用，要树立新的应急演练观，具体地说：

（1）树立演练的整体观。全国的演练工作应该是一个整体，都从属于全国应急准备整体工作系统。各级各部门都应该用同样的术语、规范来工作。要通过国家演练战略与通用演练规范来指导全国演练工作，使全国一盘棋，通过演练工作提高整个国家的应对突发事件的能力。

（2）树立演练的系统观。要把演练视为一项系统性工作，从计划、准备、实施、评估的全过程把握演练。要克服只把演练当成一次性的“演”的工作，发挥演练的系统功效。

（3）树立演练的专业观。要采用深入、规范的演练设计、实施、评估方法，运用有效的技术手段，扎实提高应急演练的水平。要把演练工作定位为应急管理部门的专业性工作，需要按照专业化要求完善演练规范，培养演练人才，提高演练质量。

（4）树立演练的开放观。应急管理要应对的是一个开放的世界中的突发事件，应急演练事业也要以开放思路来办。一是在组织方式上，要强调广泛合作，多采用跨部门、跨地区、跨社会各界的办法举办演练；二是在方法、手段上，要广泛学习各行各业的好思路、好办法，多采用创新性的技术手段；三是在对外开放方面，积极学习国外的好经验、好做法，积极参与国际性的双边、多边演练。

我们要在这些认识的基础上，制定国家应急演练战略，明确全国应急演练的指导思想和战略目标，并进一步明确各级政府在演练方面的战略目标与责任。

2. 建立国家演练制度体系

为了使国家演练战略落到实处，可以考虑建立如下国家应急演练制度：

(1) 建立国家演练规划管理和财政支持制度。

各级政府要带头制订并监督有关社会各界制订应急演练年度计划和多年度计划。演练的计划工作周期可视情况定为1～2年。在每一个演练工作周期里，通常要举办若干相对易行的桌面演练、单项实战演练，以及相关培训，并最终举办一次综合性实战演练。对于符合规划要求的演练，给予相应的财政支持。

(2) 实行严格的演练评估和改进制度。

对于任何正式的演练，都要实行严格的评估；对评估后的改进建议，要有严格的落实制度。各地要将演练评估及改进工作的落实情况作为政府应急管理绩效考核的重要内容。

(3) 建立国家演练制度，带动各级政府的演练。

可以借鉴美、英、德等西方国家的国家演练制度，进一步完善我国当前的国家级演练工作安排。在国务院应急主管部门的组织下，每一年或两年定期组织全国范围或多个省市区参加的应急演练，以检验和提高国家应对大型突发事件的能力。

另外，要完善参与国际性应急演练的制度，简化有关审批手续，鼓励有关部门参与多种形式的国际合作演练，使国内有关机构能够积极参与到国际应急演练活动中去。

3. 完善国家演练规范和演练支撑体系

为落实演练战略和政策，要进一步完善演练的支撑体系：

（1）完善演练指南。

对当前的应急演练指南进行修订、充实，使其成为更加有实用价值的工作指南。要修改有关指导思想，特别是要淡化或删除“展示性演练”、编写“演练脚本”等，发挥指南的正确导向作用；要明确界定更为科学的术语、方法，提高其知识含量；要细化有关操作程序的描述，使其更具实用性。

（2）打造演练工具平台。

创建包含推荐的演练场景、演练开发工具、演练实施工具、演练评估工具的工具包。帮助各有关机构降低自身的演练设计、实施与评估的成本，提高其工作质量，推动采用标准化、统一的工作方法和工作术语。

（3）培养应急演练人才。

由国家高水平的应急管理教育培训机构，开发高水平、标准化的应急演练方法课程，培养大批设计、实施、评估专业人才。

第三章　应急演练的原理与原则

2015年6月30日，英国上千名警察、士兵、特种部队成员、情报人员、白厅官员以及消防、交通等部门人员在英国伦敦考文特花园附近的奥德维奇（Aldwych）地铁站等地点举行最大规模反恐演练，测试各方对恐怖袭击的反应。①

此次演练代号为“Strong Tower”行动，时间为2天。演练从伦敦中部开始，可以看到英国各个机构联合应对混乱而危险的局势。演练的目的旨在测试多地遭恐怖袭击时的指挥控制和协调能力。

演练假设地铁站遭到“独狼”恐怖分子袭击（类似孟买、悉尼、巴黎以及突尼斯式袭击）。在多个地点中，志愿者假扮伤者，他们将“血淋淋的伤口”和严重受伤的肢体（假肢）伸出担架之外。许多参加演练的志愿者衣服上染着血迹；还有人扮演人质，他们双手放头上，不断从

---

① 英国举行最大规模反恐演习　群众“受伤”场景逼真.（2015－07－01）[2017－05－22]. http://military.people.com.cn/n/2015/0701/c1011-27237815.html.

地铁车站中走出来。演习还包括恐怖分子对地铁站发动恐怖袭击的“现场直播”。

首先到达恐怖袭击现场的安全人员需要控制现场、疏散公众、救治伤员，更为重要的是追捕恐怖分子。伦敦警察局副局长马克辛·布鲁纳（Maxine de Brunner）说，演练设计得十分逼真，他们此前从未进行过如此大规模的演练。

为了避免引发恐慌，演练的细节已提前向公众公布。时任英国首相大卫·卡梅伦（David Cameron）表示，此次演习将测试和检验英国应对重大恐怖袭击的准备工作。

这一事例表明，一场高水平的应急演练需要精心设计和组织。为了能够驾驭好现代应急演练，我们需要把握应急演练的基本原理与原则。

第一节　应急演练的目的

一、应急演练在应急能力体系建设中的地位

以能力为核心的应急管理框架可用图 3－1 表示。

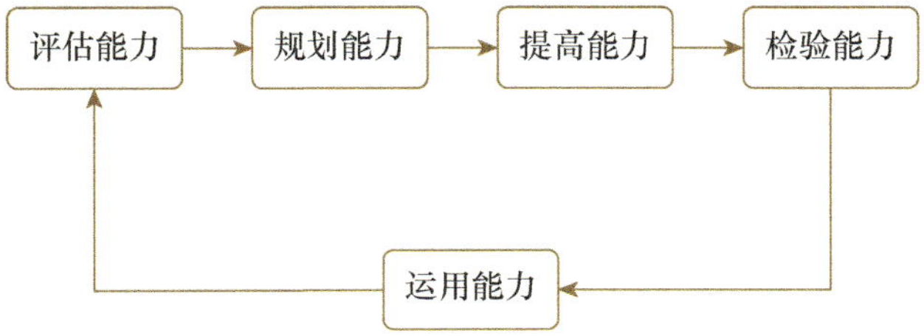

图 3－1　以能力为导向的应急管理框架

在这一概念图中，应急管理的逻辑起点是评估能力，即对一个应急管理体系（如一个地方、一个社区、一级政府、一个单位）的能力进行

综合评估，找出体系的能力差距；其次是规划能力，这包括确定提高能力的战略目标和措施（也可称为应急管理体系建设规划），以及制定应急行动方案（应急预案）；然后是提高能力，亦即通过设备设施投资、人员培训、桌面推演等初级演练活动，以及科普宣教等手段提高人的能力和系统能力；再次是通过实战演练等高级演练活动来检验能力；最后是在突发事件的应对中运用能力。

我们可以看到，应急演练是提高能力环节的重要手段，也是检验能力环节的唯一手段。

二、提高人员应急能力

人是突发事件应对的主体，人永远是突发事件应对的根本力量。在物资条件不足或非常规突发事件面前，人的作用就更加重要。现代应急演练在提高人员能力方面的作用主要体现在：

（1）提高应急处置者的个人能力。演练可以使有关人员在练习中端正态度，明确职责，增进有关处置知识和经验，提高相关的工作技能。

（2）提高应急处置集体的能力。演练是一个跨部门的合作性工作，因此可以把演练的准备、实施等的全过程当作一个构建应急管理学习网络的过程。通过演练相关工作，不同部门的人员相互熟悉起来。大家交流得越自由、自如，就越能够彼此熟悉，越能够从彼此身上学到更多的东西，对于日后处置突发事件时的合作就越有益处。因此，如果从构建学习的社会网络角度看待演练相关工作，推动演练相关工作，就会看到演练是提高应急管理系统能力的主要手段。

三、提高系统应急能力

系统应急能力是指一个组织系统的应急处置能力，其中除了人的能力提高以外，还有如下关键要素：

（1）检验预案。通过演练来发现预案的不合适、不足之处，并加以改进。

（2）磨合机制。通过演练来检验和改进地区与地区、部门与部门之间的协作、合作机制。

（3）人机协调。通过演练来提高人与物（如应急通信系统、应急平台）的相互协调与整合的水平。

四、提高社会应急能力

提高社会对突发事件应急处置的认识。社会公众通过接受在演练过程中的应急知识宣传，参与演练行动，也会提高对防范和应对突发事件的认识，增长有关知识，从而提高其抵御突发事件的能力。

第二节 应急演练的原理

一、应急演练的“场”原理

为了实现演练的功能，设计和实施好演练，我们需要对演练的本质属性进行再挖掘。而对于演练的“场”属性的揭示则有助于认识演练的本质。

演练是创造一个人工环境让参与者在其中练习、体验、提高。为此，演练就是创造一个让人们尝试进行突发事件应对的“试验场”。这个场与自然界中的场一样，具有如下特征：

1. 占有空间

场是一种物质存在的方式，任何场都首先是一个空间的概念。演练场必须占有一定的空间。这个空间就是演练场地。在现代技术条件下，这个空间还可能包含虚拟空间。

2. 有机化合性①

由演练场中的各种角色、信息与规则以及软硬件构成的演练系统具备了单个要素所没有的特点，构成了一个综合的场景与环境，这个场景就如同重力场、电磁场等一样，使得其中的各种“角色”不得不受场的左右，不得不参与其中。

3. 拥有能量

场是能量存在的一种方式。演练场也具有驱动参演者按照既定目的行动的能量。

4. 变化性

场不是静态的。演练场由于场中的各个要素的变化，场的形态、能量也在变化过程中。作为场的能量的接受者的参演者，就在这种变化中不断改变其行动，以适应场的要求。

二、演练场的三重形态

从不同的视角看，演练场具有三重形态：

1. 演练场是一个特殊的工作场

从工作角度看，演练要为参与者提供一个受控的、理想的工作场，让参演者在其中完成有限的、既定的任务。

演练场的运行可遵循戴明环原理，即 PDCA 循环原理。PDCA 循环是一个能使任何一项活动有效进行的、合乎逻辑的工作程序。② P、D、C、A 四个英文字母所代表的意义如下：

P（Plan）——计划。包括方针和目标的确定以及活动计划的制订。在演练中就是制订演练计划和进行各种演练准备。

D（Do）——执行。执行就是具体运作，实现计划中的内容。在演

① 郑希付．心理场理论．湖南师范大学社会科学学报，2000（1）．
② 李瑞丹．创新过程 PDCA 循环运用初探．标准科学，2009（5）．

练中就是演练的实施。

C（Check）——检查。就是要总结执行计划的结果，分清哪些对了，哪些错了，明确效果，找出问题。在演练实践中就是指对演练做出评估总结。

A（Action）——行动。对检查的结果进行处理，即认可或否定。成功的经验要加以肯定，或者使其模式化，或者使其标准化，以便进行推广；失败的教训要加以总结，以便改进。在演练实践领域，就是演练后的改进阶段。

PDCA 循环就像爬楼梯一样，一个循环运转结束，工作的质量就会提高一步，然后再制订下一个循环，再运转、再提高，不断前进，不断提高。演练场的运行就是通过多次演练，不断改进应急准备工作系统的过程（见图 3－2）。

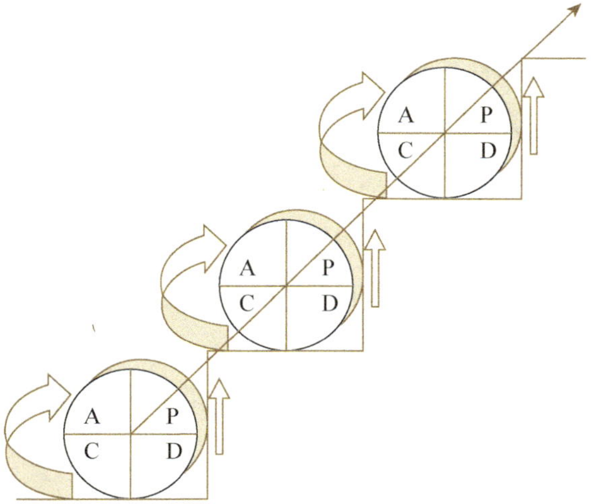

图 3－2　PDCA 循环图

2. 演练场是一个特殊的学习场

从学习角度看，演练场是演练的设计者为参演者提供的一个学习提高的场所。这里的学习不是灌输式、讲授式学习，而是发挥参演者主动性的参与式、行动式学习。学习场原理又称为 ARD 原理。

ARD 原理是指在一定的投入支持下，从行动（Action）到反思（Reflection）、再到发展（Development），最终实现产出的逻辑过程（见图 3－3）。

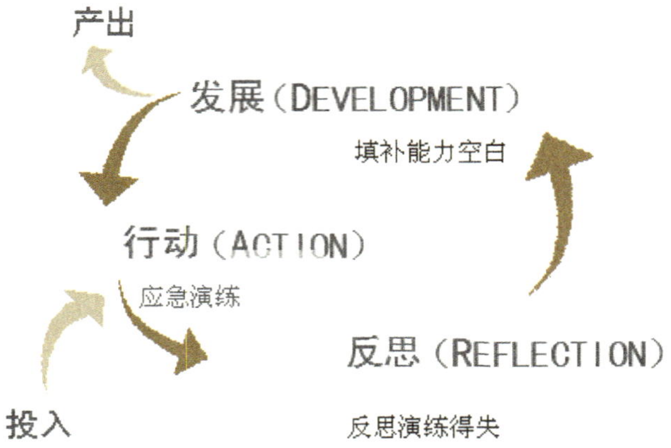

图 3－3　ARD 演练原理示意图（一）

其中：

投入：基础性课程和相关人力、物力、财力投入；

行动：组织实施演练的过程；

反思：演练后的系统回顾、评判、评估的过程；

发展：演练后个人与组织各方面能力提高的过程；

产出：实现应急管理工作业绩的提升。

这里，ARD 三个环节是核心，缺一不可。没有行动，就没有反思的素材；而没有反思，就不能巩固显性知识，不能获得隐性知识，也就不能实现发展，达不到学习的目的。

反思环节容易被忽略，尤其需要强调。反思包括参演者的自我反思和组织者引导的反思。其目的是通过反思找出演练过程中存在的问题与不足，提出改进工作的意见和建议，从而不断改进工作。反思必须是深刻的，不仅要反思现象，而且要反思现象背后的原因。

将 ARD 基本原理加以拓展，可以得到如图 3－4 所示的演练式培训的系统作用机理。ARD 原理的这一层意思是：在基础性课程和相关人、财、物力投入的基础上，每一次 ARD 循环都可以作为下一次 ARD 循环的投入；经过多次 ARD 循环，实现提高应急管理工作业绩的产出。

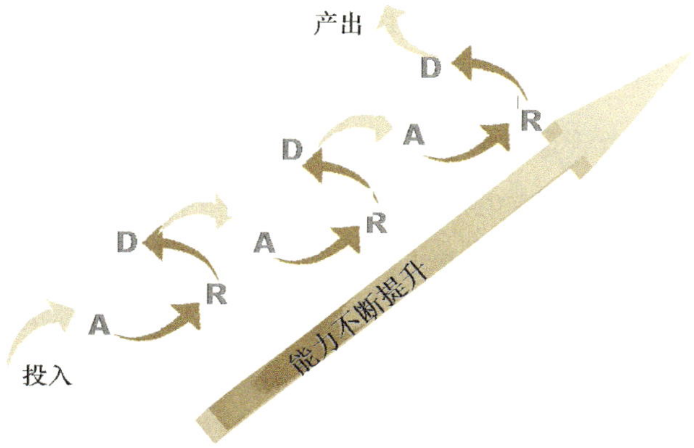

图 3－4　ARD 演练原理示意图（二）

这里揭示的是：参演者能力的提升不是一蹴而就的，而要经过循序渐进的多次不断演练，持续得到提升。具体说，演练是一个行动、反思和提高、不断循环上升的过程。通过多次“行动—反思—发展”的循环过程，参演者可以积累突发事件应对的方方面面经验，提高自身对突发事件的应对能力。①

3. 演练场是一个特殊的心理场

心理学家勒温提出了心理场理论。他认为，心理场包括物质环境中的某些事件（即被知觉到的物质环境），以及个人的信念、感情和目的等。② 从参演者个人角度看，演练对于每一个参演者而言，都是一个特殊的心理场。这个心理场是个体心理和其所在环境在其内心中的反映。演练就是通过创造一个有压力、有挑战的外部环境，构建一个群体心理场，并影响参演者个人的心理场。通过“刺激—反应—适应”这样一次

---

① 李雪峰等．应急管理演练式培训．北京：国家行政学院出版社，2013．

② 郑希付．心理场理论．湖南师范大学社会科学学报，2000（1）．

次的心理循环推动参演者提高心理素质。

三、演练侧重点的选择

因演练的目的不同，不同的演练，其演练场的风格与特点也会有所不同。

在以改进应急管理系统为重点的演练中，强调的是工作的合规性。其演练工作场的色彩更加浓厚。对于各级政府组织的演练，尤其是在具体工作环境中组织的演练，其工作场的特点更为突出。

在以促进参演者能力提高为重点的演练中，强调的是有效地学习和能力的提升，其演练学习场的色彩则更为明显。在应急管理教育培训机构中，往往更加强调演练的学习场性质。

在以促进参演者心理素质提高为重点的演练中，强调参演者对心理挑战的适应性。这类的演练，其演练心理场的色彩更重。在特别需要面对心理挑战的对象的训练中，如需要面对复杂局面的巨灾管理、遗体管理，都需要特别强调演练场的心理场特征。

第三节　应急演练的原则

为了实现演练的功能，需要明确演练工作的基本原则。基本原则是演练工作总体上以及演练设计、实施、评估、改进全过程都要遵从的原则。① 结合上述演练场的论述，我们认为，无论何种演练实践，都需要遵守如下方面的原则，方能取得实效。

---

① 《突发事件应急演练指南》中，对演练原则表述为：(1) 结合实际、合理定位。(2) 着眼实战、讲求实效。(3) 精心组织、确保安全。(4) 统筹规划、厉行节约。其中，有的主要针对演练设计 [如 (1) 和 (2)]，有的主要针对演练实施 [如 (3) 和 (4)]。可见，在演练原则方面仍可以深入发掘更多、更深入的内容。

一、目标设定的原则

应急演练有多种目标。从工作场、学习场、心理场的视角，演练目标的设定原则主要有三个：

1. 工作目标求实

着眼于工作场，要从应急管理业务过程的角度，对演练目标给出明确、清晰、可实现的界定。例如，演练的目标之一是要求“参演者在15分钟内，向5个下级单位发出正确的指令”。

2. 学习目标求深

着眼于学习场，要从提升能力的角度，提出有助于参演者深入思考、深入学习的目标。例如，演练的目标之一是要求“参演者对这一复杂局面做出妥善的应对决策”。

3. 心理目标求高

着眼于心理场，要从提高情商的角度，提出有助于参演者承受一定心理压力的高水准目标。例如，演练的目标之一是要求“参演者在记者咄咄逼人的追问下，冷静地回答问题”。

二、演练设计的原则

演练设计方面应遵循如下三项基本原则：

1. 框架仿真性

着眼于工作场，演练的内容框架要与真实发生的情况相似。唯有仿真，才能有助于参演者积累有益的工作经验。例如，某地震灾害应急救援演练的场景借鉴了“5·12”汶川大地震中出现过的场景。

2. 内容智能性

着眼于学习场，演练要展现矛盾场景，促进学习中的思考和创造性解决问题。唯有复杂的智能性内容，才能有助于参演者提高应急处置的技能。例如，在地震灾害应急救援演练中，给出了救援力量紧缺时，一方面是大批群众需要紧急救援，另一方面是关乎国家发展的国宝级专家也需要紧急救援的场景。

3. 氛围挑战性

着眼于心理场，演练要体现对于参演者心理的适度刺激和震撼。唯有挑战性氛围，才能真正有助于参演者心理素质的磨炼和提高。例如，设计在模拟新闻发布会上记者就救援工作的失误群起发问的情景。

三、演练实施的原则

演练实施方面应遵循如下三项基本原则：

1. 执行准确性

着眼于工作场，应推动参演者按照规程准确执行。演练组织者要引导参演者准确执行规则、规程，这样才能有助于参演者在未来真正的突发事件处置过程中少走弯路、少犯错误。

2. 学习有效性

着眼于学习场，应推动参演者发挥团队学习精神，有效解决问题。演练中组织者要引导参演者用团队工作方式来处理演练问题，帮助他们学会集思广益和相互协作，有效地在突发事件面前集中众智解决问题。

3. 感受真实性

着眼于心理场，应使参演者深刻体验演练氛围，有效应对心理压力。通过有效组织，使参演者感受到应有的氛围与心理压力，这样才能有助于他们磨炼心智。

四、评估反思的原则

从演练全过程的角度看，要重视评估与反思环节。演练仅仅是一场“试验”。演练后的反思、评估、改进行动等才是实现目标的最重要环节。在演练评估与反思阶段，着眼于提高能力和提升系统功能，应遵循如下三项基本原则：

1. 评估严格性

着眼于工作场，对于演练要严格评估。配合准确执行的要求，就要实行严格的评估。在可能的条件下，应评估参演者的每一个要求动作是否到位，每一个演练任务是否完成。这里的评估可以用定量打分或评定等级的办法进行。

2. 反思深刻性

着眼于学习场，对于演练行为要深刻反思，查找原因。深刻的反思是有效学习的必要环节。带动参演者对于演练行为进行反思有助于他们提高自己的综合认识水平和处理问题的能力。例如，可以要求参演者反思自己或团队的行为偏差的根源是什么。

3. 精神超越性

着眼于心理场，在反思阶段要引导参演者建立藐视心理挑战的态度，形成面对突发事件的心理优势。

五、持续累进的原则

演练的工作场和学习场原理都强调演练的多次循环与提高。的确，演练不是一蹴而就的事情，从应急准备工作全过程的角度看，要强调持续和累进的演练安排。只有通过不断增加难度的多次、多阶段演练才能取得实效，达到不断提升应急处置能力的目的。

在这样的大框架下，每一次演练都要强调适度挑战和有限任务，要实现难与易的平衡。演练的任务要让参演者“跳一跳够得着”。通常，演练的场景要难于实际可能发生的场景，这样才能使参与者得到高峰体验，积累经验；但同时，演练又不能过难，使演练者失去处理问题的信心。

第四章 应急演练的类型与形式

2015年11月，中华人民共和国国防部代表团赴美国西雅图，与美国军方联合开展了中美两军人道主义救援减灾联合演练。① 中美两军在人道主义救援减灾领域的研讨交流活动始于1997年，2013年起增加了联合实战演练环节。2015年的交流与演练是第11次研讨交流和第3次实战演练。此次联演和交流是两国元首、两军领导人共同确认的活动，是我国军队首次到美国大陆组织参加联合实兵演练，并首次邀请中美以外的国家观摩。

中国方面派出部队官兵、国务院应急办、民政部等方面70余人，携带装备器材45台（件、套）参加联演和交流；美方派出美军太平洋总部、太平洋陆军、海岸警卫队和华盛顿州国民警卫队等80余人，携带装备100余台（件、套）参加活动；加拿大、澳大利亚、新西兰、马

---

① 商冉．参加中美两军人道主义救援减灾联合实兵演练和第11次研讨交流活动的收获与启示．中国应急管理，2016（4）；中美两军在西雅图实兵演练人道主义救援减灾．（2015-11-21）[2017-11-13]．http://www.xinhuanet.com/politics/2015-11/21/c_128453061.htm.

来西亚等国军队派员观摩。

演练在美军刘易斯-麦科德联合基地进行。演练活动以假想第三国遭受重大自然灾害、中美两国向受灾地区派出军队、实施人道主义救援为背景，进行了室内桌面演练和联合实战演练。

室内桌面演练阶段，双方成立联合导调组，按照中美双方人员一一对应的原则，将参演人员分为组织指挥、协调机制、行动计划、兵力控制、需求分析、对外联络等六个功能小组，就国际救援灾情评估、兵力投送、行动实施、任务交接与撤离，以及建立“多国部队行动协调中心”等工作中的 32 个重点问题开展演练。

联合实战演练阶段，双方按照现场指挥、搜索评估、遗体处理、医疗救治、预备队等五个小组进行混编，演练了灾情勘察评估、人员搜索、密闭空间施救、医疗急救、直升机水上搜救、遗体处理、快速修复受损基础设施、防疫洗消等 25 项内容。

这一演练活动体现了应急演练的两种基本类型：桌面演练和实战演练。

对于应急演练的类型，本章按照国务院应急管理办公室《突发事件应急演练指南》关于桌面演练和实战演练的划分思路，分两节讨论这两种演练的具体子类型。

对于应急演练的多种多样的形式，本章第三节进行了详细的剖析。

第一节　桌面演练的类型

简单地说，桌面演练就是针对假定的突发事件所进行的演练。

按照《突发事件应急演练指南》的定义，桌面演练是指参演者利用地图、沙盘、流程图、计算机模拟、视频会议等辅助手段，针对事先假定的演练情景，讨论和推演应急决策及现场处置的过程，从而促进相关人员掌握应急预案中所规定的职责和程序，提高指挥决策和协同配合能力。桌面演练通常在室内完成。

在中国和其他各国应急演练实践中，人们开展了许多不同形式的桌面演练。探究起来，主要有分析式、递进式、交互式三种桌面演练。

一、分析式桌面演练

1. 概念

分析式桌面演练是由参演者以一个指挥部成员的身份，针对一个或多个突发事件场景，通过集体讨论作出决策的演练。典型的分析式桌面演练是只针对一个事件场景进行详尽的集体分析讨论，并在此基础上尽量作出全面、周密的决策。本书第一章介绍的核安全峰会模拟场景互动讨论会即属于分析式桌面演练。

分析式桌面演练一般由一个主持人（或有时是两个主持人共同负责）带领或推动演练者解决问题。这种演练没有模拟人员，也不需要安排复杂的设施或通信系统。根据需要可能会指定一两个评估者来观察演练。

示例：　　应对地震灾害的桌面演练

上午9:30，昆仑市发生强烈地震。据中国国家地震局9:33测定，此次地震震级为里氏7.0级，震中在龙江县，震中地震烈度为8度。

目前龙江县全境及周边部分地区通信、电力中断。

现在是上午9:40，昆仑市地震应急指挥部紧急召开会议。

请指挥部对灾情进行研判并做出决策。

2. 功能

分析式桌面演练有两方面功能：

一是有助于参演者熟悉各自的角色与职责、应急处置程序，了解有关政策。

二是依据参演者在演练后提出的反馈意见，对现行政策、预案和程序进行评估和修改。

3. 特征

分析式桌面演练主要有如下优点：

（1）难度小：分析式桌面演练可以在没有时间压力的情况下，明确各方职责，锻炼发现问题、解决问题的能力。

（2）易操作：分析式桌面演练操作容易，不需要或较少需要设备设施，（与实战演练相比）不受实际的时间段和天气的影响。

（3）成本低：桌面演练方案的开发相对简单，消耗的时间和精力比较少，较为容易组织实施，只需要有适度的时间、成本和资源。

（4）效果好：分析式桌面演练是一种有效的评审预案、程序和政策的方法，以及使参演者熟悉应急职责、程序和相互熟悉的好途径。

分析式桌面演练也有若干不足：

（1）真实性差：分析式桌面演练所用突发事件场景均为虚拟场景，演练结果的可行性和真实性无法依据实际进行检验。因此分析式桌面演练对应急预案可行性的检验，只局限于一般推断。

（2）效果有限：由于缺乏现实性，分析式桌面演练不能真正检测一个应急管理系统的工作能力。

（3）容易松散：分析式桌面演练的讨论过程容易跑题，造成“研究”时间过长，或无法完成预定目标。

二、递进式桌面演练

1. 概念

递进式桌面演练由演练控制者按设计的顺序多次给出不断发展的问题情景，由参演者随着情景的发展不断做出分析与决策。这种方式尽可能模拟突发事件处置过程，通常要给出连续不断出现的多个阶段场景供参演者进行分析决策，迅速做出反应。有的递进式桌面推演将演练时间分为多个阶段或模块，参演者要针对每个阶段或根据活动的新情况做出分析和决策；有的递进式桌面推演是组织者每隔短到几分钟多至十几分钟就给出形势进一步发展的信息，参演者要根据形势的发展不断地追加对问题的分析，不断做出新的决策。

这种方式最好在分析式演练之后实施，亦即当参演者掌握了结构化决策方法之后，递进式桌面推演的效果会更好。

示例：　应对地震灾害的桌面演练（续）

【请指挥部随时做出决定并告知有关方面】

10:00　高速项目办电话报告，受地震影响，D标段发生工棚垮塌事故，造成7人被埋，目前施工单位正全力组织救援。

10:30　××海事大学报告，该校公共管理学院一名副教授带领12名学生到青海省调研，地震发生时正乘坐大巴经202国道去往××，目前全部失去联系。

11:00　据抢险一线报告，由于灾区地处高原，道路中断的路段平均海拔在3 500米以上，多名道路施工人员和后继赶到的应急救援人员出现不同程度的高原反应。

11:20　接省抗震救灾指挥部指令，我省正在从B省X市调运帐篷5 000顶，棉被1万床，大米500吨；调运蔬菜200吨，饮用水300吨，棉衣3万件。要求我市做好运输应急保障工作。

11:30　受地震影响，跨度30米的隆务峡5号大桥公路桥梁中断，当地公路部门钢架桥最长跨度为25米，不能满足应急抢通要求。

11:50　来自全国各地参与救灾的部队、应急救援队伍和志愿者组织和车辆蜂拥前往地震灾区，通往灾区的高速公路、省道等道路拥挤不堪，通行缓慢，严重影响救援队伍与车辆通行前进的速度。

12:00　省新闻办通过舆情监测了解到，国内多家门户网站刊登标题为“通往震区高速公路对救灾车辆照常收费”的新闻稿。

2. 功能

递进式桌面推演力图克服分析式桌面演练缺乏时间压力、真实感不够的缺陷，能够让参演者体会到真实的时间压力，锻炼及时响应能力。

3. 特征

递进式桌面演练较分析式桌面演练，具有一系列优点：

（1）真实性：较为真实地体现事件发展过程。

（2）灵活性：时间与节奏可快可慢，可以灵活适应参演者的能力状况。

（3）易行性：与更为复杂的演练相比，它可以在成本不高、风险较低的情况下检验队伍和预案。

当然，这种演练中的决策结果的可靠性依然很难得到检验，其真实性和效果依然不够好。

三、交互式桌面演练

1. 概念

交互式桌面演练是指参演者在与演练控制者和模拟者的互动过程中，针对与真实突发事件处置情境相仿的不断变化、动态更新情境下，不断沟通、协调，并提出新的对策方案的演练。

交互式桌面演练的参与者有参演者、控制者、模拟者、评估者等，其着力点是力图在尽可能真实的条件下去模拟紧急事态（除了不把真实的人、真实的装备调动到真实的地点）。在美国，交互式桌面演练被称为功能演练；在德国，被称为指挥部框架演练。

示例：　　　　　　应对地震灾害的桌面演练（续）

导调组中设立上级和相邻城市、下级和救援力量、受灾群众、媒体记者、网民等五个模拟组，不断与指挥部通过视频、电话（含市民热线电话）、传真等进行信息往来，推动指挥部的应急指挥、协调、沟通工作向前推进。

具体预设信息略。

2. 功能

交互式桌面演练有助于检验和提高应急管理系统对突发事件的应对能力，具体来说，交互式桌面演练能够检验：

（1）突发事件应对的决策、指挥、控制、沟通等职能是否到位；

（2）应急管理方针、政策、预案、程序是否合适；

（3）人员与资源的配置是否充分。

3. 类型

交互式桌面演练可以根据参演的指挥部的多少分为单一指挥部交互式桌面演练和多指挥部交互式桌面演练。

（1）简单形式是单一指挥部的交互式桌面演练，亦即参演人员在一个指挥部中参加的演练，演练控制相对容易。

（2）复杂形式是多指挥部的联合演练，亦即有两个或两个以上指挥部（如包含后方与前方指挥部、总指挥部与部门或行业指挥部等）。

4. 特征

交互式桌面演练具有如下特征：

（1）仿真性：由演练控制者和模拟者在真实指挥部工作环境中，给参演者创造了一个仿真的突发事件处置环境。通常演练气氛紧张而有压力。

（2）交互性：参演者在与其模拟环境的信息互动中完成演练任务。

（3）参与性：可以使政策制定、综合协调者和现场指挥者等都主动行动起来。

（4）复杂性：由于演练时间较长而复杂，需要写出一系列详细的演练文件。

四、三种桌面演练方式的比较

1. 主要区别与联系

三种桌面演练就演练的复杂程度而言，从分析式、递进式到交互式桌面演练，一个比一个复杂。

就演练的性质而言，分析式的学习场特征更为明显，而交互式的工作场特征更为明显，递进式则处于两者中间。

三者的最大不同在于演练的重点目标不同：分析式桌面演练的重点在于训练参演者的系统思考能力；递进式桌面演练的重点在于训练参演者的持续决策能力；交互式桌面演练的重点在于训练参演者的即时响应能力。三者的比较见图 4－1。

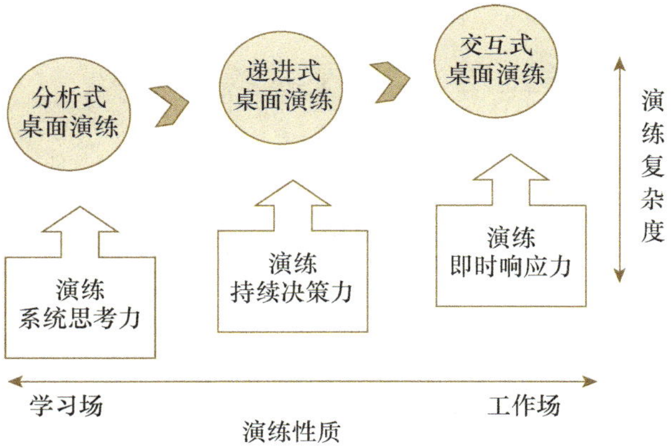

图 4－1　三种桌面演练的比较

2. 具体的不同特征

分析式桌面演练、递进式桌面演练、交互式桌面演练三者的不同特征，可以做如表 4－1 所示的对比：

表 4-1　　三种桌面演练的区别

比较项	分析式桌面演练	递进式桌面演练	交互式桌面演练
真实程度	缺乏真实压力感	有一定的真实过程感	尽可能真实，但不调配实际资源
形式/结构	进行小组讨论，通过讨论研判形势和做出决定	参演者随着不断呈现的信息做出判断和决定	场外模拟者传达问题信息，参演者即时做出响应，两者有双向交流
氛围	平和、放松	较为紧张	紧张、有压力
主要参与者	主持人、参演人员（决策制定者）	主持人或导调人员、参演人员（决策制定者）	导调人员、参演人员（决策制定、综合协调和现场指挥人员）、后台模拟人员、评估人员
演练地点	会议室或指挥中心（含模拟指挥中心）	会议室或指挥中心（含模拟指挥中心）	指挥中心或模拟指挥中心
相对复杂性/成本	低	中	高
正式评估	无（参演者自评）	可以有简单评估	有评估

第二节　实战演练的类型

简单地说，实战演练就是针对模拟的突发事件，以开展现场处置为主要内容的演练。

按照《突发事件应急演练指南》的定义，实战演练是指参演者利用应急处置涉及的设备和物资，针对事先设置的突发事件情景及其后续的发展情景，通过实际决策、行动和操作，完成真实应急响应的过程，从而检验和提高相关人员的临场组织指挥、队伍调动、应急处置技能和后勤保障等应急能力。实战演练通常要在特定场所完成。

在中国和其他国家应急演练实践中，人们开展了许多不同形式的实战演练。探究起来，主要有专项实战演练、合成实战演练、综合实战演练三种实战演练。

一、专项实战演练

1. 含义

专项实战演练是指针对一种典型突发事件场景，由一类参演人员（如消防队员）演练一个单一科目的实战演练。专项实战演练也可以称为操练（drill）。

专项实战演练是实战演练中最容易实施的基础性实战演练。这种演练也很可能是更为复杂的系列演练活动的一部分，例如作为合成实战演练或综合实战演练做铺垫的分解演练。

示例：　一些典型的突发事件应对功能的专项演练

人员疏散演练：大规模人员参与的模拟火灾、地震等灾害发生后，人们从建筑物或其他危险境地中撤离的演练。

专业操作技能演练：专业应急队伍开展的专业性技能操练。例如，消防队员的灭火演练、医疗救护队员的生命抢救演练，以及呼叫中心的信息接报与处置演练等。

媒体沟通演练：训练有关人员在突发事件处置过程中召开新闻发布会、接受媒体专访等的沟通能力。

2. 功能

单项实战演练有助于：

（1）参演者学习掌握一项具体操作技能；

（2）检验或考核一项操作技能的掌握情况；

（3）研究如何改进一项操作技能的操作规范。

3. 特征

专项实战演练具有一系列优势：

（1）容易组织：演练方案通常并不复杂，易于组织和操练。

（2）成本不高：通常所需资源不多，易于获取。

（3）便于技能训练：专项实战演练是一个专项技能的学习与检验的最好方式。

二、合成实战演练

1. 含义

合成实战演练是指多个专项实战演练科目组合在一起，形成有相互关联关系的一组演练。各个演练科目之间通常有某种逻辑联系，但实际上是不需要相互配合的，仅仅在时间上或空间上组合在一起。

示例：　　地震灾害应对合成实战演练

模拟地震发生后从废墟中救人、医疗处置、转运的多项实战演练。尽管是三个在时间上相互衔接的演练科目，但是它们之间仅仅是接续关系。

2. 功能

除了具备专项实战演练的技能训练功能，合成实战演练往往可以用来安排展示，供有关人员观摩，具有较强的汇报演出和科普宣教功能。

3. 特征

合成实战演练具有以下特征：

（1）真实性：强调系统处置，更加接近真实情况。

（2）易于组织：由于合成实战演练在本质上是把多个专项实战演练加总，所以仍然是较为容易组织的。

（3）示范带动性：能够更为直观地展示一个突发事件应急处置的全过程，科普宣教作用大。

三、综合实战演练

1. 含义

综合实战演练是有各方面指挥人员、综合协调人员、现场处置人员参与的、在突发事件实际可能发生的地点举行的、动用装备与设施的全方位突发事件应对行为的演练。

结合实战演练的本质是多职能的演练，通常是后方指挥部、现场指挥部、突发事件现场等各方参与的演练。

示例：　　地铁事故处置综合实战演练

模拟某地铁列车发生爆炸后，市应急指挥部和有关部门应急指挥部、地铁公司应急指挥部先后启动应急响应，地铁系统内应急、地面交通系统紧急协助接驳、地面属地应急等相互配合的突发事件应对过程。

2. 功能

综合实战演练对应急管理系统进行了真实的检验，其主要功能有：

（1）实际演练多种应急处置职能；

（2）检测各方的相互协调能力；

（3）能够引发利益相关者（有关领导和公众）的关注。

3. 特征

综合实战演练作为演练的最为贴近现实的形式，有如下特征：

（1）真实感强：在突发事件指挥中心和其他应急行动现场同时举行。

（2）交互性强：在高度现实和紧张的环境中考验突发事件应对各子系统之间的协同。

（3）检验面宽：能够较为全面检测和评估应急预案或行动方案、程序。

（4）参与面宽：参演者可以包括各个层次的处置人员，如控制人员、模拟人员、参演人员、评估人员、观摩人员、记者等。

（5）混合信息：信息包括了真实感强的现场信息（如突发事件场景、化妆的受害者、各种道具）和虚拟的信息（通过文本和画面展示）。

（6）实时响应：参演者的所有决策和行动都必须是实时的，并且要引起其他参演者的实际响应。

（7）投入量大：需要投入大量的时间、精力和资源（一场完整的实战演练需要 1 年至 1 年半的准备时间）。

（8）操作复杂：需要精细的规划和场所与后勤保障、安全保障等措施。

四、三种演练的对比

三种实战演练就演练的复杂程度而言，从专项、合成到综合实战演练，一个比一个更复杂。

就演练的性质而言，专项实战演练的学习场特征更为明显，而综合实战演练的工作场特征更为明显，合成实战演练则处于两者中间。

三者的最大不同在于演练的重点目标不同：专项实战演练的重点在于训练参演者的单项应急技能；合成实战演练的重点在于训练参演者的系列应急技能；综合实战演练的重点在于训练参演者的综合应急能力。三者的比较见图 4－2。

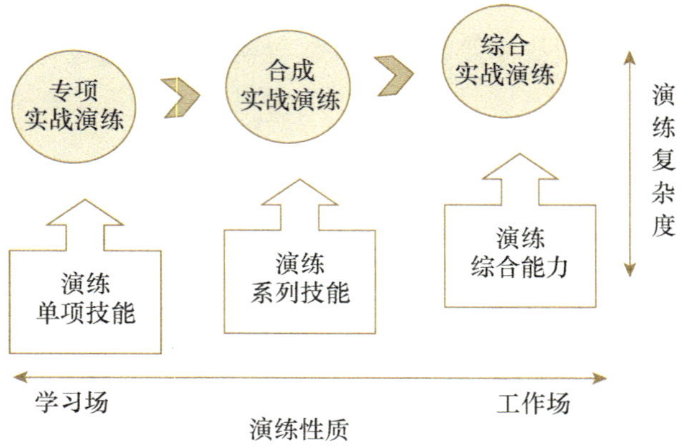

图 4－2　三种实战演练的比较

三种实战演练的不同特征，可以做如表 4－2 所示的对比：

表 4－2　　三种实战演练的特征对比

比较项	单项实战演练	多项实战演练	综合实战演练
真实程度	较为真实，动用了有限的实际资源	较为真实，动用了实际资源	尽可能真实，动用了大量实际资源
形式/结构	就一个技能科目进行演练	就多个技能科目进行演练	参演者要对一系列即时发生的事情做出响应
氛围	不是很紧张	较为紧张、有压力	高度紧张、有压力
主要参与者	导调人员、参演人员、评估人员、观摩人员等	导调人员、参演人员（主要是现场处置人员）、前方模拟人员、评估人员、观摩人员等	导调人员、参演人员（政策制定人员、综合协调人员和现场处置人员）、前方和后台模拟人员、评估人员、观摩人员等
演练地点	一个现场	一个或多个现场	指挥中心和现场（一个或多个）
相对复杂性/成本	低	中	高
正式评估	可有可无	一般有	有

第三节　应急演练的多种形式

一、关于演练的分类

为了便于理解，本章前两节对演练做两级划分。第一级，根据是否有模拟突发事件处置现场的演练场景，将其分为桌面演练和实战演练。桌面演练没有处置现场，实战演练有处置现场。这里的处置现场是广义的，可以包括事件发生现场、医疗救治现场、新闻发布现场等。第二级，根据演练的复杂程度，分别加以划分。其中，桌面演练划分为分析式桌面演练、递进式桌面演练、交互式桌面演练。实战演练划分为专项实战演练、合成实战演练、综合实战演练。

通常，在这些演练类型的应用上，要先做桌面演练，后做实战演练；在两类演练内部，应先做其基础性的（如分析式桌面演练和专项实战演练），后做复杂的。当然，这也不能绝对化。对于应急救援人员而言，很可能要先做专项实战演练。

二、多种分类方式与可能

演练到底如何分类？我们需要从演练样式的整体图景说起。

演练作为一种能动的学习活动，其具体式样可以有无穷多种。例如，从突发事件类型的角度，可以以各类、各级别突发事件及其组合为背景；从场景真实度角度，可以从纸上谈兵到半真半假（真假比例可任意混合）、到真刀真枪各种式样；从博弈样式角度，可以是一次博弈、多阶段博弈、多次无法分阶段混合博弈等。如此，则不难解释为什么会有各种不同的划分。

应急演练的类型与称谓，有官方规范术语，也有各地和民间约定俗成的叫法。前者如一些国家的官方应急演练指南文件所定义的各种名称，后者如广东各地经常组织的“双盲演练”。这里例举几个典型的官方指南的分类。

1. 中国国务院应急办的应急演练指南①

2009 年发布的这一演练指南将应急演练做了多维划分：

（1）按组织形式划分，应急演练可分为桌面演练和实战演练。

（2）按内容划分，应急演练可分为单项演练和综合演练。

（3）按目的与作用划分，应急演练可分为检验性演练、示范性演练和研究性演练。

在今天看来，这些划分显然都是可以进一步充实或调整的。例如，桌面演练和实战演练之分，既有组织形式的不同，也有演练目的的不

① 参见国务院应急管理办公室《突发事件应急演练指南》。

同、内容的不同、演练地点特征的不同；又如，如按内容划分，不仅仅只是单项演练和综合演练这一个角度，指挥部的演练和处置现场的演练也有内容不同的因素；此外，如果按目的与作用划分，应急演练至少还可以有练习性演练，而不仅仅是“可分为检验性演练、示范性演练和研究性演练”。

2. 美国联邦应急管理署的演练指南①

美国这一演练指南将应急演练分为基于研讨和基于行动两大类、七个小类。其中，基于研讨的演练包括研讨会（Seminars）、工作坊（Workshops）、桌面演练（Tabletops）和模拟游戏（Games）。基于行动的演练包括专项操练（Drills）、功能演练（Functional Exercises）和综合演练（Full-scale Exercises）。示意图见图 4－3。

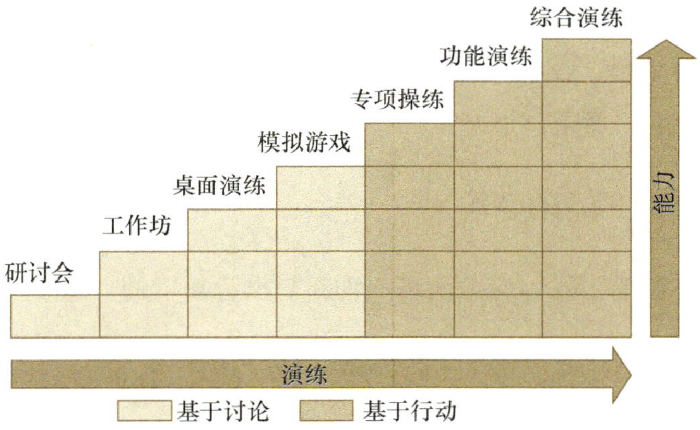

图 4－3　美国联邦应急管理署演练指南

这种划分把通常不被认为是演练的研讨会和工作坊当成了演练，显然是不合适的；此外，各类演练采用的名称也仅仅从实用角度而言，缺少逻辑一致性

3. 德国危机管理学院对演练的分类

在德国，未见有官方的演练指南。在德国危机管理学院的演练培训

① 参见《国土安全演练与评估项目（HSEEP）》，2013 年 4 月。

与咨询实践中，其将演练分为桌面演练、指挥部演练、联合指挥部演练三类。这里显然没有把实战演练概括进来。

三、演练类型之间的过渡与变形

需要看到的是，演练类型的划分是为了实践上使用的方便，而不是制约实践。在实践中，各种演练形态之间往往还会有各种各样的过渡形态和变化形态。

（1）在过渡方面，分析式桌面演练可以有多个阶段的讨论，这就接近递进式桌面演练；递进式桌面演练中，偶尔插入一些交互内容，这就接近交互式桌面演练；而在桌面演练中，加入少许实战演练场景，典型的如新闻发布场景，这又带有一点综合实战演练的味道。

（2）在变形方面，演练可以与培训结合，就成了演练式培训；演练可以与竞赛结合，就成了演练运动会；演练还可以与工作汇报结合，与科普宣教结合；等等。

四、演练形式的创新

从实际需要出发，应急演练的创新是没有止境的。以下一些演练动态值得关注。

1. “双盲”演练

“双盲”演练是一种创新性的模拟演练形式。这种方式不预先告知演练时间与地点、不预先告知事件类型，用“突然袭击”的方式开展演练，以此检验和评估应急力量的快速反应和应急处置能力。在广州市的演练实践中，“双盲”演练有时是桌面推演式的，即有关人员到达“突发事件现场”后，仅仅口头回应应当怎样做即可；有时是实战演练式的，即要调动队伍到现场。

2. 游戏或者兵棋推演

游戏或者兵棋推演往往是借助软件，对突发事件应对的过程进行模拟演练。常常涉及两个或者更多个相互竞争或对抗的小组，依据真实或假设情况的规则、数据和程序来演练。游戏或者兵棋推演着重揭示参演者的决策与执行后果之间的关系，因此，对验证或应急预案和程序，或者评估对资源的要求，是非常有用的工具。

3. 融合创新

事实上，各实践部门可以根据需要，在各种基本演练类型的基础上，灵活地选取有关的演练元素，尝试开展形式多样的演练创新。当然，这些创新应不违背应急演练的基本原理和原则。

中篇

系列应急演练管理

第五章　系列应急演练管理基础知识

第一节　系列应急演练概述

一、系列应急演练的概念

系列应急演练是一级政府或一个组织为了系统地、有步骤地提升应急能力而主动开展的一系列演练活动或演练科目的集合。它可能是一定时期内的一系列演练项目活动的集合，也可能是一定组织机构的一系列演练式培训科目开发活动的总称。

二、开展系列应急演练的意义

开展系列应急演练，而不是开展一事一议式的演练活动，具有重要意义。

1. 聚焦重点、整合资源

对于应急演练的组织方或主导方而言，提出一揽子演练规划并组织实施，有助于明确一个阶段的工作重点，整合利用相关资源，也有助于系统有效地管理整个应急演练工作进程。

2. 引起重视、提升质量

一整套应急演练规划的提出有助于各相关方明确共同目标和各自的任务职责，确保各方在演练活动中相互协作和配合，从而实现系列应急演练的目的。

3. 持续改进、持续提升

包括一系列应急演练的系列应急演练行动，有助于促使有关机构通过每一次演练都得到一定的提升，通过持续提升参演者和参演机构的应急能力，实现应急体系的不断完善和总体应急能力的不断提升。

三、系列应急演练的类型

在现实演练工作实践中，存在着多种系列应急演练的类型。只要是能够促进应急能力提升的规划，就都是必要的、值得提倡的。

1. 多年度演练项目

多年度演练规划是以若干年（如三年）为一个规划期，对一系列应急演练活动进行谋划的方式。多年度演练规划有助于对实施各种不同类型、不同难度的演练进行统筹考虑，并对有限的预算进行跨年度统筹安排。

美国《国土安全演练与评估计划》要求全国各地都要由各相关方共同制订多年培训与演练计划。该计划的特征有二：一是把相关培训纳入系列演练规划中；二是采用从易到难的渐进式演练方式。该计划认为，渐进式的多年演练项目使组织机构能参与到一系列越来越复杂的演练，每个后续的演练都建立在之前的演练基础上，直到做到驾轻就熟。

多年度演练规划的好处是：以渐进的方式，各种演练互为依托，每一步都有培训资源的支持，将确保组织机构不至于过快地匆匆进入全面演练。有效地计划演练和必要的培训整合将减少有限演练资源的浪费，有助于在演练开展前解决已知的不足。

以下是我国某企业的应急演练三年规划的实例。

示例：　某企业应急救援预案演练三年规划

一、总则

根据相关法律法规的要求，为适应矿井突发事故应急救援的需要，通过演练，进一步加强我矿应急指挥部和各部门之间的协同配合，提高应对突发事故的组织指挥、快速响应及处置能力，营造安全稳定的氛围，我矿特制定2013—2015年应急救援演练规划。

二、应急演练目的（略）

三、演练科目

结合本矿危险源分析、风险评价结果、可能发生的重大事故特点，按照《生产安全事故应急救援预案》编制内容，采用桌面模拟演练和现场实战演练两种形式，对以下几个方面进行应急演练：

1. 指挥及有关人员应履行的职责；
2. 人员撤离行动及组织能力；
3. 灾害的应急处置情况；
4. 应急救援设施的应用情况；
5. 井下避灾路线熟悉情况。

四、应急演练要求（略）

五、应急演练奖惩（略）

2. 年度系列应急演练

年度系列应急演练是以年为单位，对本年度的应急演练工作作出系统的部署。这也是一些地方和部门最常用的一种演练组织方式。

示例：　广州市2012年应急演练季活动[①]

2012年“应急演练季”活动的重点是组织开展大规模的不预先通

① 广州市应急办供稿。此处有删减。

知演练时间、地点和事件类型的“双盲”突袭式应急演练。

为确保2012年“应急演练季”活动成效，广州市突出重点，分步实施，扎实推进。

第一阶段：梳理应急预案

按照动态管理要求，结合突发事件应对、风险隐患排查整改工作情况和社会热点、难点问题，对现有应急预案进行梳理，评估分析预案执行效果，按照“实用、实际、实效”要求及时修订完善预案内容，进一步提高预案的实用性和可操作性。同时，加强对应急预案的全过程管理，完善应急预案编制和预案实践评估机制，严格应急预案制定和修订征求意见、专家咨询和程序审批等工作，增强应急预案有效性、科学性，确保各级各类应急预案的衔接。

第二阶段：学习宣传预案知识

以“应急演练季”活动为契机，结合“百人百场”应急知识宣讲活动，开展形式多样、互动性强的宣教活动，宣传应急预案、应急避险知识，促使各类应急力量熟练掌握应对各类突发事件的职责、应急响应处置程序等，提高应急处置能力，增强公众安全意识、防灾避险和自救互助能力。

第三阶段：大规模开展“双盲”演练

结合风险隐患排查与专项治理、危险源和危险区域管理工作，针对高风险部位、高危行业，着力开展“双盲”应急演练等，突出应急决策、应急指挥、应急处置、应急联动等环节，检验应急力量协调联动能力和应急实战能力。

第四阶段：总结评估

建立和完善应急演练分析评估制度，对演练活动全过程进行总结分析评估，准确评价演练成效，切实提高应急演练的实效性。不仅总结成功经验，更重要的是总结教训与不足，针对演练中暴露的不足和问题，及时落实整改措施，解决各级各类应急预案衔接、应急处置主体的配合与协调、资源整合和调配等难点问题，并强化政府与企业、政府部门之间、企业内部之间的应急联动机制，切实达到检验预案、锻炼队伍、磨合机制、教育公众的目的。

自2012年7月至9月，广州市共开展了13场“双盲”应急演练，设置4大类13种突发事件，演练科目涵盖危化品运输交通、高架路坍塌、地质灾害、消防安全、建筑物坍塌、旅游团交通事故、社会安全事件、网络舆情以及可能引发的次生、衍生灾害等，科学定位演练重点。参与演练的300多支应急队伍涵盖城市运行各系统，人员达3 000人次，投入应急设施设备近400台次。

在演练中，领导靠前指挥、响应迅速、联动到位、协调指挥有力、处置科学规范、信息报送及时、新闻应对得当，达到预期目的，真实检验了实战条件下广州各应急力量的快速反应和应急处置能力。演练也得到社会的广泛关注和高度评价，反响良好。区（县级市）和市直单位对“双盲”应急演练的实战性、经济性和高效性给予了高度肯定，十分赞同“双盲”应急演练形式。

应急管理专家指出，“双盲”应急演练不同于常规的展示性、舞台式的综合演练，能够充分检验应急力量的实战能力，是对新的演练形式的有益探索。

3. 演练式培训体系

演练式培训体系是应急机构或培训机构以演练课程为核心开发的旨在系统提升应急管理能力的应急课程体系，其中的演练科目（课程）构成了特殊系列应急演练。

一个应急管理机构或应急培训机构为了提升其演练式培训工作质量和水平，往往着力于开发一系列演练式培训课程。在这方面，各级行政学院的应急管理培训部门做出了大量尝试。

示例：　北京行政学院的情景模拟教学体系建设①

2008年，北京行政学院承担了“北京市领导干部应急管理培训教学体系建设研究”课题（系北京市应急办主持、北京市科委立项的“北京市领导干部应急管理培训信息化平台方案及课件研发”课题的子课题）。在这一课题框架内，该院开发了三个静态桌面演练课程和相关讲授课程，并配套设计和建设了一系列相关子系统。

其教学体系建设包括课程体系建设、模拟课件教案建设、模拟课程师资建设、模拟教室建设、模拟课程教材建设以及模拟教学中对于参训者表现的考核标准建设等环节，目标是建立北京市领导干部应急管理培训情景模拟教学体系的总体框架。

在应急管理教学课程体系上，北京行政学院意识到，既要给参训者必要的理论和知识，又要注重能力的提升。基于此目的，设计了五个模块的课程。

第一模块：应急管理与领导干部能力提升。课程内容为应急管理相关理论，中外应急管理体系，领导干部应急管理能力结构。

第二模块：北京市应急体系建设。课程内容为北京市公共安全形势，北京市应急管理组织系统，北京市应急管理预案体系，北京市应急管理信息系统，北京市应急管理主要案例，北京市奥运风险评估介绍。

第三模块：提升不确定风险下的决策能力——北京市电力事故应急处置交互式桌面演练。课程内容包括风险管理的基础理论，电力事故应急处置模拟课件简介，电力事故应急处置交互式桌面演练以及课堂点评与总结。

---

① 本案例引自北京行政学院《北京市领导干部应急管理培训教学体系建设研究》课题报告。此处有删改。

第四模块：提升紧急事态下的程序化处置能力——北京市建筑工程事故应急处置交互式桌面演练。课程内容包括应急管理基本工作流程，建筑工程事故应急处置模拟课件简介，建筑工程事故应急处置交互式桌面演练以及课堂点评与总结。

第五模块：提升压力情境下的沟通能力——北京市城市灾害性天气（暴雨）应急处置交互式桌面演练。课程内容包括紧急事态下的信息发布与沟通，城市灾害性天气（暴雨）应急处置模拟课件简介，城市灾害性天气（暴雨）应急处置交互式桌面演练以及课堂点评与总结。

第二节　系列应急演练管理

一、系列应急演练管理的概念

系列应急演练管理是指依据一定的组织目标，由一级政府组织，或政府的某一应急管理相关部门，或企事业单位等，对一定时期内的一系列应急演练活动做出规划，组织实施，以及总结评估的全过程。演练项目群的管理既是对一系列演练活动的统筹管理，也是对演练项目各相关方的统筹协调过程，涉及综合各种资源、组织机构和个人的协作。良好的系列应急演练管理能够使效率、资源、时间和资金的效益最大化。

系列应急演练管理可能是一级政府或一个机构的总体应急体系能力建设的一个内在组成部分，也可能是一级政府或一个机构根据一段时间的应急管理工作总体目标确立的对一系列演练活动的管理。

示例：　　　　广州市确立系列应急演练管理制度

广州市应急办大胆创新，自2012年起，将每年第三季度（7月—9月）定为全市“应急演练季”，即每年确定一个主题，在第三季度集中组织开展大型综合性应急演练，重点检验应急预案的科学性与实用性、指挥人员的临机决策能力、应急队伍的快速反应与协同联动能力，向社会普及应急知识等。

广州市这种不仅做起了系列应急演练活动，还为系列应急演练工作建立了制度的做法，很值得有关部门和各地借鉴。

二、系列应急演练管理的特征

一个好的系列应急演练管理应有如下特征：

1. 与大战略方向相一致

系列应急演练的规划和实施应符合组织机构的总体应急准备或应急能力体系建设规划，应当获得上级机关和有关领导的支持。

2. 以具体的能力建设为总体目标

一定时期的应急演练活动必须有工作的重点，往往是以提升一系列特定的应急能力为目标。

3. 系列应急演练应有一定的内在结构

有的系列应急演练会涵盖一系列从易到难的演练项目，有的可能会涵盖各种不同类型的突发事件，有的可能会让不同的演练项目分别重点指向提升不同的应急能力。

4. 充分利用各种资源

系列应急演练工作应能够充分利用、整合相关资源，使演练工作有充分的人力、物力、财力保障。

三、系列应急演练管理的过程

与通常的项目管理工作类似，系列应急演练管理通常包含如下环节：

1. 规划

系列应急演练规划是在演练项目主导机构的主持下，在各演练相关方参与下，通过开展需求分析、目的目标确定、规划书起草等工作，使规划最终得以发布实施的过程。

2. 实施

这个环节是在演练主导机构的带领下，完成规划任务的过程。

3. 总结

这个环节是在演练任务完成之后，对全部演练任务的完成情况和总体组织工作进行评估总结的过程。

第六章　系列应急演练管理基本方法

第一节　系列应急演练管理制度

一、系列应急演练的制度规定

《国家总体应急预案》中关于“预案演练”规定：各地区、各部门要结合实际，有计划、有重点地组织有关部门对相关预案进行演练。这为应急演练规划提供了基本法规依据。

国务院应急办《突发事件应急演练指南》中的“应急演练规划”规定，演练组织单位要根据实际情况，并依据相关法律法规和应急预案的规定，制订年度应急演练规划，按照“先单项后综合、先桌面后实战、循序渐进、时空有序”等原则，合理规划应急演练的频次、规模、形式、时间、地点等。

这里规定了年度系列应急演练。事实上，根据需要，系列应急演练的规划也可以跨年份或跨年度。

二、系列应急演练管理主体

在实践中，系列应急演练管理的主体主要是各级地方政府和企业。

1. 地方政府

各级地方政府在政府应急办的具体负责下，往往会制订和组织实施年度或其他及规划期内的应急演练活动。所组织的对象为同级政府有关部门和下一级人民政府。这些规划以年度规划为多见。

2. 企业

企业为落实其安全生产和其他突发事件应急管理责任，往往会主动制定跨年度或年度应急演练规划。

这里可见，只有对所规划管理的对象有直接管理职责的机构（如政府或企业）才能制订应急演练规划；如果只有监管和被监管关系（如安监局对企业），监管者则无权为被监管者制订应急演练规划。

三、系列应急演练制度创新

有关应急演练管理主体可根据需要制定和实施关于系列应急演练制度。例如，广州市政府办公厅在2012年就发布了《关于组织开展全市应急演练季活动的通知》（穗府办〔2012〕28号），对于年度应急演练工作作出安排，并一直执行至今。

该《通知》指出，自2012年起，每年第三季度（7月—9月）为全市“应急演练季”，即每年确定一个主题，在第三季度集中组织开展大型综合性应急演练，重点检验应急预案的科学性与实用性，指挥人员的临机决策能力，应急队伍的快速反应与协同联动能力，向社会普及应急知识。《通知》中强调，一是“应急演练季”活动中，市各有关单位牵头组织开展不少于一次“双盲”应急演练，各区（市）政府牵头组织开展不少于两次“双盲”演练。二是要认真总结经验，及时将演练计划、方案、音像资料、情况总结等相关文件资料报市应急办。三是市应急委组织有关单位和专家对各区（市）“应急演练季”应急演练开展情况进行检查与考评，对成绩突出的单位予以通报表扬。

在上级应急演练制度不够清晰的情况下，各地、各单位可制定类似的制度，以规范系列应急演练活动。

第二节　系列应急演练管理过程

系列应急演练管理过程可以分为规划制订、规划实施与工作总结三个阶段。

一、系列应急演练规划制订

系列应急演练规划的制订应包括如下逻辑步骤：

步骤一：明确需求。

要通过调研和讨论明确如表 5－1 所示的几个方面。

表 5－1

面临的威胁与危害	● 全国性威胁与危害 ● 辖区面临的威胁与危害 ● 面对危害的脆弱性分析
应急体系的待改进之处	● 突发事件中暴露的问题 ● 演练中暴露的问题 ● 平时发现的待改进之处
上级要求或战略要求	● 国家应急体系建设要求 ● 本地区应急战略要求 ● 本行业应急战略要求
法律法规与标准的要求	● 职业安全和健康管理法规 ● 有关标准或规范文件的要求 ● 拨款或资助资金特定的要求

步骤二：确立目的。

系列应急演练活动的开展要能够满足一定的应急能力提升的需要。这些能力的表述可以参照应急管理能力表中的表述（参见第七章的工作表单），依据演练工作的需求，自行定义本规划周期要提升的主要能力。

步骤三：确立内容。

系统规划要开展的一系列应急演练的类型、时间、参加范围等。

步骤四：实施与验收。

要具体勾画出整个系列应急演练活动的实施方式与步骤，以及验收演练成果的方式与手段。

步骤五：编制规划文本。

规划应体现如下原则：

1. 必要性

充分反映各方演练需求，反映需求分析中考虑到的各个方面因素。

2. 可行性

演练项目的安排要先易后难、先单项再综合，使参演者逐步适应复杂的演练场景和任务。要使每个后续的演练都建立在之前的演练基础上，直到做到驾轻就熟。通过这样递进的方式，确保组织机构不至于过快地匆匆进入全面演练。有效地规划演练并包含必要的培训，将减少有限演练资源的浪费，有助于在演练开展前解决已知的不足。

步骤六：规划批准与发布。

按照有关制度要求，将规划报上级领导或部门批准后发布。

二、系列应急演练规划实施

系列应急演练规划一经付诸实施，就要做好管理演练资源和实施演练活动两个方面。

1. 管理演练资源

有效的系列应急演练管理者应利用各种可获得的资源。演练负责人应确保为演练的预算、演练项目人员和其他资源做出具体的安排。

演练预算管理：有效的预算管理对演练项目的成功必不可少，演练负责人始终意识到可获得的资源和预期的支出很重要。演练项目负责人应与各利益相关方一道，明确每个演练要求的财务资源，明确监督和报告的要求。

演练项目人员：演练项目负责人应确定监督管理演练项目所需的管理和操作人员。演练项目负责人也应看到可获得的人员和需要的人员之间的差距。可以考虑通过其他方式获得部分工作人员，比如增加志愿者、大学生（比如护理专业或应急管理专业学生）或实习生。

其他资源：演练项目负责人还应考虑能够支持演练的其他资源。这类资源包括：

- 信息技术；
- 演练工具和资源；
- 之前演练的材料；
- 有关的培训课程；
- 互助协议、谅解备忘录、协议备忘录；
- 技术支援；
- 设备或道具（比如制烟机）。

2. 实施演练活动

在实施过程中，可采取以下方式促进演练活动：

（1）用培训支撑演练。演练前往往需要一定的知识培训作为铺垫，要精心安排好有关的培训内容。

（2）用竞赛促进演练。有些演练之间具有一定的可比性，可通过评估等手段，对不同的演练给予评分，以便提升相关方面的参演积极性。

（3）形成演练后成果。如果演练过程能够被忠实记录，在演练后形成成果汇编，或者开发为演练科目录入到系统中，就形成了可供日后参考的资料，为改进应急体系能力提供支撑。这也对演练项目工作本身形成极大的激励。

三、系列应急演练工作总结

系列应急演练工作期间和结束后，需要做两个方面的总结：

1. 对成果的阶段性总结

为了确保演练任务的完成，演练项目负责人可定期撰写和报告对演练成果的阶段性总结。阶段性报告向各利益相关方报告开展的演练成果，分析其中的问题和纠正思路等。

2. 总结报告

在全部演练活动结束后，对有关工作做出全面的回顾和总结，并报送有关方面。

第三节　系列应急演练管理工具

系列应急演练管理的基础环节是规划。本节借鉴美国国土安全应急演练指南的一些做法，就系列应急演练规划会的方法加以介绍，供开展制定规划工作时参考。

一、召开系列应急演练规划会的意义

制定系列应急演练规划需要明确总的工作目的与任务、总体工作重点、制定演练活动时间表等。这些要点的确定需要各利益相关方参与。这既能够集思广益，也有助于达成共识，便于今后的执行。此外，还可以协调各有关方面的演练活动，避免重复或冲突（有关机构也许还要独立组织或参与其他系统的演练活动），使资源的利用最大化。

二、系列应急演练规划会的开展方式

系列应急演练规划会议通常要依次讨论如下问题：

1. 规划所要考虑的需求因素

制定系列应急演练规划的重点目标时需明确需求因素，列出需求因素清单。这些因素包括：

（1）突发事件威胁和隐患。

演练科目设定应首先考虑当地的风险和隐患，为此要讨论：

- 全国性威胁和隐患；
- 组织机构或辖区面临的威胁和隐患；
- 威胁和隐患识别和风险评估；
- 当地风险评估结果；
- 风险隐患的脆弱性分析。

（2）待改进之处/能力评估。

为了明确参演者的需求，需要分享根据之前的演练和真实突发事件应对得出的结论：

- 可与其他组织机构分享的本机构的应急能力的强项；
- 尚未完成和尚未验收的有助于提升应急能力的整改行动；
- 已经发现或认识到的待改进之处。

（3）上级要求或战略要求。

规划要体现上级的要求或既定的应急体系建设战略的要求，这就要明确：

- 国家安全与国家公共安全战略；
- 全国或省市应急体系建设规划；
- 有关行业的规划或重要领导讲话、报告。

（4）认证标准、法律法规要求。

演练规划还要在很大程度上满足有关认证标准或法律法规的要求。

因此要讨论：

- 认证标准（比如国家级或国际级救援队认证要求）；
- 有关法律法规方面的要求。

参加会议的人员可分成小组讨论，针对上述每项因素形成清单，然后向大家汇报清单。

2. 需要重点提升的应急能力

这是一个确立系列应急演练规划目的的环节。

将上述需求因素全面列举后，再列出与之相关的应急能力清单。应急能力可以进行或详或略的表述。本书提出的应急能力表可供参考使用。

当应急能力清单确定后，还要经过讨论，对这些能力进行排序，列出从最需要提升的能力到最后考虑提升的能力的清单。

这样一个由系列应急演练所要提升的有先后顺序的能力组成的清单就是对规划目的的阐述。

3. 确立系列应急演练的重点工作

确立系列应急演练的重点工作就是确定具体的规划工作目标。

参加规划会议的人员要在综合考虑需求因素和演练目的（需重点提升的应急能力），确立一系列重点工作。

重点工作的表述可能是以突发事件为主线，例如，提升应对重大旅游安全事故的能力，提升应对食品安全舆情危机事件的能力；也可以是以工作环节为主线，如通过演练完善信息报送机制，提升初期响应的各方协同能力等。

4. 制定多年培训和系列应急演练规划时间表

确立系列应急演练的重点工作后，应急演练参加人员就可以制定规划时间表草案，列出对应于确立系列应急演练的重点工作的演练活动和相关培训活动。

三、围绕系列应急演练规划会的相关职责分工

主办和开展系列应急演练规划会需要做很多准备和协调工作。主办机构和参加人员都应做好规划会的准备、开展和跟进工作。

1. 规划会主办机构的职责

主办机构筹办人是规划会的主要策划者。

（1）准备阶段的职责。

- 与各主要利益攸关方协商，确定日期、时间和地点。
- 确定邀请参加规划会议的人员名单，应包括各相关方的代表。
- 制作和发出规划会议邀请函。
- 跟踪规划会议回执，跟进任何没有回复的受邀人员。
- 要求受邀人员准备与需求因素有关的材料，如：从以前演练和真实突发事件应对中得出的经验教训总结和整改行动报告，近期突发事件风险评估报告，有关应急体系建设规划等。
- 准备规划会议的所有会议材料（比如日程表、主旨报告等）。
- 在规划会议召开前（如 30 天前），向参加人分发提前阅读材料。规划会议提前阅读材料一般包括：对规划会议目的和希望达成的成果的描述；规划会议的日程表；以往年度的系列应急演练规划文本；以往年度真实突发事件，演练总结以及演练后改进工作的进展；当前风险环境概述或风险评估报告；应急能力表或其他参考文件。
- 管理规划会议的所有后勤事项，包括选择会场、房间布置、音视频设备、材料制作等。

（2）开展阶段的职责。

在规划会议召开时，主办机构负责：

- 会前最后检查会场的安排（包括与后勤主管进行实地检查）。
- 选定会议主持人。该主持人应有丰富的组织会议的经验。如果会议需要分成小组讨论，协调安排多名小组讨论的组织者，以确保各位

参加人员始终围绕会议的目标工作。

- 准确记录讨论要点。

（3）跟进阶段的职责。

规划会议结束后，主办机构负责：

- 起草规划会议总结，发给规划会议的参加人员，并提交给适当的领导人员或机构。
- 编纂、提交和分发给规划会议参加人员和上级的最终系列应急演练规划。

2. 规划会议参加人员的职责

规划会议参加人员指的是全社会的各利益攸关方，他们为应急演练规划的制定提供意见建议。这个群体可能包括：省、市、县政府部门，企业以及非政府组织。

（1）准备阶段的职责。

在规划会议时，规划会议参加人员负责：

- 对要求各组织机构提供的需求因素的请求做出回应；
- 阅读本组织机构当前的培训正在执行的系列应急演练规划；
- 阅读以往的系列应急演练规划；
- 阅读本组织机构根据近期真实突发事件和应急演练制订的改进方案，要重点关注尚未落实的整改行动；
- 阅读规划会议主办机构提供的所有预先要求阅读的信息。

（2）开展阶段的职责。

在规划会议召开时，参加人员负责：

- 掌握本组织机构的应急能力、威胁和隐患、公共安全战略、应急体系建设规划、上级要求、认证标准或法规等方面的知识；
- 把本组织机构正在实施的或建议实施的系列应急演练时间表带到规划会议；
- 有权代表本机构就相关活动发表意见；

● 有能力代表本组织机构提出观点和意见，积极参与规划会议的讨论。

（3）跟进阶段。

规划会议结束后，参加人员负责：

● 审阅主办机构提供的规划会议总结和系列应急演练规划；

● 与本组织机构的有关人员协调，把新的系列演练规划纳入任何其他培训和演练规划时间表中，并酌情告知相关人员。

第七章　系列应急演练管理工作表单

第一节　应急能力表

为便于阅读与理解，我们把应急能力整理成表格，具体见表 7－1。

表 7－1　　应急能力表

阶　段	能　　力
预防准备阶段	计划规划能力：制定公共安全体系建设规划、应急预案制定能力。 组织协调能力：整合官方和民间相关方面共同参与预防准备工作的能力。 沟通动员能力：就风险防范、应急准备向公众和有关方面有效地沟通的能力。 风险评估能力：就区域/社区/行业风险进行分析、排查的能力。 降低脆弱性能力：降低系统或基础设施等的脆弱性、提升其韧性的能力。 应急准备能力：就人力、物力、财力等做好应急准备工作的能力。 社区韧性能力：提升有关单位、社区或地方的抗击突发事件能力。

续前表

阶　段	能　　力
监测预警阶段	计划规划能力：制定信息监测、采取预警行动方案的能力。 组织协调能力：整合官方和民间相关方面共同参与信息监测和预警行动的能力。 沟通动员能力：就突发事件信息向公众和有关方面有效地沟通，以及必要时发布预警信息的能力。 监测能力：对风险和突发事件苗头进行动态监测的能力。 预警能力：对可能发生的突发事件形势进行研判、做出预警决策的能力。
处置救援阶段	计划规划能力：制定突发事件应对行动方案的能力。 组织协调能力：整合官方和民间相关方面共同参与突发事件应对的能力。 沟通动员能力：就突发事件形势、官方已采取的行动和公众应对要点向公众和有关方面有效沟通的能力。 信息管理能力：就突发事件及其应对的信息进行有效地整合与管理的能力。 形势研判能力：就突发事件形势进行系统的研究、做出趋势预判的能力。 应急交通能力：为应急救援（包括人员疏散和向灾区运送人员和物资）提供交通运输保障的能力。 应急通信能力：确保救援者的通信需求，保障基本公众通信需求的能力。 基础设施保障能力：保障关键基础设施稳定发挥作用，最大限度降低健康和安全威胁，有效地恢复有关服务系统功能，保障受灾地区生活需求的能力。 抢险和确保环境安全能力：解除人类生存环境方面的险情，确保生存环境安全的能力。 大规模人员搜救能力：在最短时间内拯救处于危境中最多数人生命的能力。 应急医疗卫生服务能力：提供紧急医疗服务和相关行动以抢救生命的能力，以及通过向受灾群众提供针对性的公共卫生和医疗支持、避免额外的疾病和伤害。 受灾人员救济能力：向受影响的人员提供维持生活的各种服务（重点是向最需要的人提供水、食品和避难场所）的能力。 遇难者管理服务能力：寻找遇难者遗体、进行身份识别、妥善处理遗体、告知遇难者家属的能力。 救援现场安全与保护能力：为受灾地区提供有效的治安管理与服务、为救援人员提供必要的安全保障的能力。
恢复重建阶段	计划规划能力：制定恢复重建方案的能力。 组织协调能力：整合官方和民间相关方面共同参与恢复重建的能力。 沟通动员能力：就恢复重建工作向公众沟通，并动员公众参与恢复重建工作的能力。 住房重建能力：帮助受灾地区人民建设长期安全住所的能力。

续前表

阶　段	能　　力
恢复重建阶段	基础设施恢复能力：帮助受灾地区全面恢复重建基础设施的能力。 经济恢复能力：推进经济活动恢复到正常状态，开发新的商业和就业机会，形成可持续发展的局面方面的能力。 卫生和社会服务能力：恢复和增强卫生和社会服务网络的能力。 自然生态环境恢复能力：使自然生态环境恢复到正常、安全、健康的水平的能力。 文化遗产恢复能力：使历史文化遗产得到妥善恢复的能力。 调查评估能力：对受灾情况做出全面系统评估的能力。 总结改进能力：对突发事件应对和恢复重建工作的得失做出系统反思、总结的能力。

第二节　系列应急演练规划会议邀请函

关于召开××系列应急演练规划会议的邀请函

［组织机构代表］：

［主办机构］邀请您参加定于［日期］在［地点］召开的系列应急演练规划会议。会议从［时间］开始，到［时间］结束；参会人员报到登记从［时间］开始。

系列应急演练规划会议的目的是确立演练目的目标和制定或更新系列演练规划。这次规划会议有助于避免演练前工作中的矛盾，确保演练资源支持，使培训和演练拨付资金的效用最大化。

参加人员应准备好就系列应急演练目的目标和日程安排等方面的意见建议。为了确保富有成效的讨论，参加人员应在［日期］前向［联系人］提供以下信息：

● 本辖区或组织机构近期突发事件风险评估报告；

● 从以前演练和真实突发事件应对中得出的经验教训总结和整改行动报告；

- 上级要求，比如公共安全战略、应急体系建设规划等；
- 相关的认证标准和法规。

参加人员也应提前阅读以下材料：

- 对规划会议目的和希望达成的成果的描述；
- 规划会议的日程表；以往年度的系列应急演练规划文本；
- 以往年度真实突发事件处理的总结、演练总结以及演练后改进工作的进展；
- 当前风险环境概述或风险评估报告；
- 应急能力表或其他参考文件。

由于应急准备规划的重要性，任何增加与会人员或更换代表的要求，请通过［主办机构］联系。我们期待着你参加本次研讨工作！

附件：

- 报名登记表
- 日程表
- ［根据适用情况，其他提前阅读材料］

自：［组织机构代表］

日期：［日期］

第三节　应急演练规划会议日程表

8:30　登记报到

9:00　欢迎和介绍参会人员

9:15　系列应急演练规划会议情况介绍

9:30　讨论需要考虑的需求因素

11:00　讨论系列应急演练的目的

12:00　午餐

13:00　讨论系列应急演练目标

14:30　讨论系列应急演练时间表

16:45　会议小结

17:00　闭会

第四节　系列应急演练规划框架

××系列应急演练规划

一、规划背景

阐述开展系列应急演练的需求因素。包括：面临的威胁与危害、应急体系的待改进之处、上级要求或战略要求、法律法规与标准的要求等。

二、演练目的

明确演练要提升的能力。

三、演练目标

明确演练要在哪些工作领域或环节实现提升。

四、演练组织

明确演练的领导与组织机构设置、职责。

五、演练安排

就每一项演练的组织者、参与者、时间、规模、演练方式等做出描述。

六、监督检查与奖惩

对演练活动的监督检查与奖惩的具体安排做出说明。

第八章　系列应急演练管理实例展示

本章展示了四个中外系列应急演练规划与实施的事例。这些事例各有特色，也表明有关方面可以在系列应急演练方面有自己的探索与创新。

第一节　四川省为期一年的大演练

2011 年 3 月，四川省“5·12”汶川特大地震灾后重建委员会第十次全体会议做出决定：汶川特大地震四周年和全国防灾减灾日来临之际，以地震重灾区为重点，开展贴近实战的全省全民大演练。该演练是一个由省、市、县、乡、村五级联动，党、政、军、警、民跨界合作，学校、企业、社区、乡村等各基层单位全面参与构成的庞大体系，组织的难度很大。

一、规划与准备阶段

1. 创新组织指挥体系

成立由省委常委、副省长任组长，以省应急办为枢纽，20 多个相关部门、单位共同参与的省防灾救灾大演练筹备工作小组。各市、县成立相应机构。在此基础上，成立省级防灾救灾综合实战演练指挥部，下设 7 个工作组。

2. 省委、省政府对演练高度重视

从 2011 年 8 月到 2012 年 3 月，省委常委会议两次研究演练方案，省政府两次召开电视电话会议安排部署。2012 年 4 月 23 日、5 月 3 日，省委书记、省人大常委会主任两次到演练预演现场指导，对进一步做好演练工作做出指示。

3. 打磨演练脚本

仅省级防灾救灾综合实战演练方案就修改了数十稿，直到正式演练前还在调整。

二、演练实施阶段

为全要素、全过程模拟应对处置特大地震及其引发的堰塞湖、泥石流等次生灾害，演练活动总体上分两个层面推进：一方面，省、市（州）、县（市、区）分别组织开展一次综合性演练或应对本区域易发频发灾害的集中演练，着重检验政府的组织救灾能力和应急管理水平，着力提高公共救助能力；另一方面，组织开展直接面向基层、尤其是学校，面向群众的避灾避险疏散和集结逃生演练，着力提高群众自救互救能力。

2012 年 5 月 11 日，省级防灾救灾综合实战演练举行。演练以位于龙门山断裂带、地势开阔并紧邻河流的崇州市街子镇作为主演练场。

此次演练仅应急队伍的集结演练，就实时调动 24 支各类救援力量，涉及 400 台救灾车辆、11 架飞机、4 000 余人。这些队伍散落在成都市

内、郊区，甚至其他市州，传统的电话、电脑、对讲机已无法解决。集结拉动指挥组引入了 gota 集群通信系统。演练时，指挥人员只需一部手机，就能实现水陆空同步通话，还能监控集结人员的历史位置和实时位置，真正实现救灾一盘棋。

三、演练的带动作用

此次实战演练范围广、科目多、规模大、参加人数多，基本实现全域联动和学校全覆盖，显示出群众性强、实战性强、学练结合三大特点，在四川省尚属首次。备战一年多来，全省各级各部门以演练促建设，切实推进防灾减灾体系和能力建设，在防灾减灾基础设施、应急机制、救援队伍和应急通信等方面取得明显成效。

硬件上，治理了一批灾害隐患点，落实了工程防护措施，依托公园、广场、体育场馆、学校操场，新建、改建了一批避难场所和紧急逃生平台，多数学校确定了避险逃生路线和方法，建成了救灾物资储备网络。新组建了一批专兼职应急救援队伍，加强了应急救援队伍的常态建设和管理，配备了一批高新技术装备，整体提升了应急救援能力。

软件上，完善了突发事件信息接报机制，建立健全了从省到县的地质灾害气象预报预警服务体系、军地应急联动机制、泛珠三角内地 9 省（市）跨省应急管理合作和周边应急联动机制。多种应急通信保障格局基本形成，通管部门已试点启动“应急优先接入”系统建设；省通管局、省军区已将应急通信设施配发到重点乡镇；省人防办已建成 22 个机动指挥所。

为配合演练，针对四川农村、城镇常见的灾害特点，四川省还专门组织专家编撰了《四川农村应急知识手册》和《四川城市应急知识手册》，免费发放给群众。同时充分发挥学校的作用，让防灾应急知识的教育培训进学校、进课堂；利用多种载体和形式，全方位深入开展应急防灾避险科普宣传，使防灾应急意识和知识深入人心。

第二节　广州市“双盲”突袭式应急演练探索和实践

一、广州“双盲”应急演练基本情况及成效

2012年，为适应新形势对应急能力的要求，广州市对应急演练工作，尤其是对传统应急演练方式存在的实战性和评估不足等问题进行了分析和检讨，并大胆摸索和尝试更加贴近实战的演练方式方法，大规模组织开展不预先通知演练时间、地点和事件类型的“双盲”突袭式应急演练大比武，并编制了《“双盲”突袭式应急演练指南》。组织“双盲”演练，紧密结合广州应急管理工作实际，因地制宜，立足实战，突然实施，重点检验全市应急基础状态，锻炼指挥人员的临机决策能力、应急队伍的快速反应与协同联动能力。广州市每年选择不同的对象，进行重点检验。2012年，针对区（县级市）政府，重点检验区（县级市）政府应急管理体制机制的整体水平；2013年，针对市直部门，检验市直部门在突发事件处置中协调以及与全市横向、纵向应急联动机制情况；2014年，针对镇街基层单位，检验基层“五个一”工程建设成果，检验镇街等基层单位的先期处置能力。广州市非常重视对“双盲”演练的评估，建立了完善的演练分析评估机制，由专家在现场对演练应急响应、应急处置、善后处理等评价。演练结束后，专门组织专家进行总结和评估。

2012—2014年，广州市组织开展了100多场大型、复合型的“双盲”应急演练，演练科目数百个，涵盖4大类突发事件，涉及危化品事故、地质灾害、环境污染、消防安全、房屋坍塌、旅游交通事故、社会安全事件、网络舆情以及可能引发的次生、衍生灾害等。从近3年的实践来看，“双盲”应急演练在推动应急管理工作方面，成效比较明显。

一是真实检验了全市应急基础状态。应急工作就是要“时刻准备着”，“双盲”演练活动真实检验了全市各级各单位日常的应急意识、应急备战状态，对全市当前应急管理总体水平，以及各应急力量实战能力有了更为清醒的认识和客观的评价，基本做到了心中有数。

二是增强了领导干部对应急管理的思想认识和应急意识。领导的思想认识对推动应急管理十分重要。每次演练，区（县级市）领导必须到现场并担任现场指挥官协调指挥处置，让领导通过亲身经历和体验，对整个应急处置的程序有更全面的了解，提高了对应急管理工作重要性的认识，以及常备不懈的应急意识。

三是强化了对应急处置的规律性认识。通过演练，各部门对自己的职责有了进一步的认识，职责清楚、任务明确，提高了应变能力。部门之间的协同、联动、配合更加到位、顺畅；指挥调度程序更加趋于清晰化、合理化、实效化。

四是切实找到了优化完善和改进应急管理工作的着力点。“双盲”应急演练不仅检验和锻炼了应急力量的实战能力，也暴露了一些工作中的不足和薄弱环节，为改进应急管理工作找到了着力点。如一些应急预案针对性、操作性不强、应急处置流程不尽合理、个别单位应急设施设备老化、部分现场指挥官现场指挥统筹不足等。演练后，广州市进行了专门的督查整改，存在问题的单位迅速进行了整改。目前，广州市正在开展的应急指挥扁平化建设、现场指挥官培训等，都是专门针对演练实践中发现的问题进行的整改。

经过近三年的摸索和实践，可以说，“双盲”突袭式应急演练形式成为广州市应急管理的独特举措并深入人心，成为应急演练的主要形式。

二、主要做法

组织开展“双盲”应急演练，广州市突出重点，分步实施，扎实推进。

1. 总体组织实施，分阶段展开

第一阶段着重梳理各级各类应急预案。按照动态管理要求，结合突发事件应对、风险隐患排查、整改工作情况和社会热点、难点问题，对现有应急预案进行梳理，评估分析预案执行效果，按照“实用、实际、实效”要求及时修订完善预案内容，进一步提高预案的实用性和可操作性。同时，加强对应急预案的全过程管理，完善应急预案编制和实践评估机制，严格应急预案制定和修订征求意见、专家咨询和程序审批等工作，增强应急预案有效性、科学性，确保各级各类应急预案的有效衔接。

第二阶段着重学习宣传预案知识。以“应急演练季”活动为契机，结合“百人百场”应急知识宣讲活动，开展形式多样、互动性强的宣教活动，宣传应急预案、应急避险知识，促使各类应急力量熟练掌握应对各类突发事件的职责、应急响应处置程序等，提高应急处置能力，增强公众安全意识、防灾避险和自救互助能力。

第三阶段集中大规模开展“双盲”突袭式应急演练。结合风险隐患排查与专项治理、危险源和危险区域管理工作，针对高风险部位、高危行业，着力开展“双盲”突袭式应急演练等，突出应急决策、应急指挥、应急处置、应急联动等环节，检验应急力量协调联动能力和应急实战能力。

第四阶段对演练工作进行总结评估。建立和完善应急演练分析评估制度，对演练活动全过程进行总结分析评估，准确评价演练成效，切实提高应急演练的实效性。不仅总结成功经验，更重要的是总结教训与不足，针对演练中暴露出的不足和问题，及时落实整改措施，解决各级各类应急预案衔接、应急处置主体的配合与协调、资源整合和调配等难点问题，并强化政府与企业、政府部门之间、企业内部之间的应急联动机制，切实达到检验预案、锻炼队伍、磨合机制、教育公众的目的。

2. 演练科目设置

结合广州地处华南地区和作为重要的经济文化中心，台风暴雨多、地质环境复杂、交通繁忙、城市高架路多、危险化学品运输多、对外交流频繁等特点，以及近几年广州地区易发、多发典型突发事件、重大风险隐患和应急处置暴露出的薄弱环节等，确定了“双盲”突袭式应急演练科目。同时，针对所在区域的经济社会发展状况、区域特征、环境差异等，合理设置演练科目。如在石油化工、危化品企业较多的黄埔区、番禺区设置油罐车、危化品运输车交通事故科目；在中小学集中的越秀区设置校车交通事故科目；在作为广州北部交通出口的从化市设置客运大巴交通事故科目；在村居较多的增城市设置山体滑坡灾害科目；在旅游资源较多的荔湾区设置旅游大巴交通事故科目。演练内容涉及现场处置、紧急避险与疏散、医疗救护、建筑安全检测、危化品处置、临时安置、外事协调、心理安抚、新闻信息发布、舆情引导、消防救援、环境监测、电力保障等多个科目。这些演练科目设置都具有很强的针对性，既能真正检验和锻炼应急队伍实战能力，也为今后处置本地多发易发类型的突发事件积累经验，提供借鉴和指导。

3. 组织实施原则

针对当前应急演练工作的实际情况，在组织演练时，突出把握以下几个原则，确保“双盲”突袭式应急演练的成效。

一是结合实际，因地制宜。从实际出发，紧贴广州自然环境和社会经济发展状况以及各区（县级市）区域特征、环境差异等，因地制宜设置演练科目，突出演练重点，优化演练内容，增强演练的针对性和指导性。

二是立足实战，力求实效。第一，严格“双盲”形式。不预先告知演练具体时间、地点和科目，不预先编排演练脚本、不预先集结演练队伍、不预先进行合成演练。第二，严格保密。演练信息只有一人掌握，不到演练开始，不公布任何信息。第三，突出综合性。从严从难设置演练科目，防止科目设置和演练内容单一。第四，动态调整演练内容。在现场演练过程中，视情况临时增加次生或衍生灾害，考验应急力量的应变处理突发事件的能力，真正达到实战效果。

三是强化保障，确保安全。“双盲”突袭式应急演练十分接近实战，没有前期的准备工作，演练过程中容易发生人员伤亡等情况，所以必须切实保障演练人员人身安全和演练区域周边交通安全。演练准备过程中，要充分评估困难和可能出现的紧急情况，科学制定组织方案，制定详细的安全防范措施，做好保障工作，避免人员伤亡。同时，“双盲”突袭式应急演练启动时，要及时公布信息，减少演练对城市正常运行和公众生产生活的影响。

四是加强评估，改进完善。建立科学、完善的应急演练评估体制机制，对演练应急响应、应急处置、善后处理等全过程评价，比较演练实际效果和目标之间的差异，总结演练成效和不足，并对演练中暴露出来的问题，采取有针对性的措施予以改进完善。

三、主要特点

1. 难度高，实战性强

“双盲”突袭式应急演练中，参演单位和人员事先不知道演练时间、地点和内容，完全按照实战模式展开应急响应，大大提高了演练的真实性。在演练地点选址方面，因“双盲”突袭式应急演练注重实战，而非观摩，选址也更加灵活。演练地址大多是在以往事故中经常出现的交通不畅、地形环境复杂的部位，应急处置条件比较复杂，实现了事故环境模拟的高度仿真性。同时，在演练推进过程中，动态调整演练内容和科目，临时增加或附设 3～5 个次生或衍生灾害。这些措施大大提高了演练的难度和强度，使演练最大程度地贴近实战。如在黄埔区开展的一次演练中，模拟一辆满载危化品的槽罐车从断裂的高架桥上坠毁，爆燃起火，同时高架桥坍塌掩埋桥下一辆货车和一辆旅游大巴，涉及危化品处置、桥梁监测、交通疏导、人员疏散、医疗救护、环保监测、火灾扑救等科目。在演练过程中又临时增加次生、衍生灾害科目，如火势蔓延危及附近中央棉库，旅游大巴为国际旅游团，危化品泄漏致救援人员不适等，大大提升了应急处置的复杂性和难度与强度，所有这些环节都是类似突发事件应急处置过程中极易发生的情形，十分贴近实战。

2. 充分检验应急处置全过程

应急处置是系统性行动过程，每个环节紧紧相扣、相辅相成，“双盲”演练，可以对应急处置全过程进行检验，如现场指挥协调、部门协调联动、信息报送和发布、舆论引导、基层单位先期处置、应急保障等每个环节，都能得到充分的检验，真正达到锻炼能力和检验应急准备的目的。

3. 俭省节约，成本低

传统应急演练尤其是综合应急演练，从活动策划、组织实施到现场展示往往周期长，耗费人力、物力较大。“双盲”突袭式应急演练没有传统演练方式的事先编排脚本和台词、合成演练等步骤，大大缩短筹备时间。同时，通过社会购买服务的形式，由专业公司协助完成，大幅提高组织效率，有效降低了成本。

附：《广州市人民政府办公厅关于开展2014年应急演练季活动的通知》

各区、县级市人民政府，市政府各部门、各直属机构，市应急委成员单位：

自2012年，我市组织开展“应急演练季”活动，开创性组织开展大规模“双盲”突袭式应急演练以来，取得良好成效，受到国家、省相关单位的高度肯定和关注，演练经验被国务院办公厅主管的《中国应急管理》杂志登载、被省政府在全省推广。为巩固工作成果，深化应急演练活动，推进应急演练向镇（街）、村（居）全面铺开，根据市府办公厅《关于组织开展全市“应急演练季”活动的通知》（穗府办〔2012〕28号）精神，并经市领导同意，定于2014年7月—9月开展“应急演练季”活动。现就有关事项通知如下：

一、成立机构，强化领导

2014年“应急演练季”活动，市成立“应急演练季”活动领导小组，由谢晓丹副市长任组长，市政府刁爱林副秘书长任常务副组长，市应急办邓庆彪主任任副组长，各区（县级市）政府分管领导和市有关单位负责人为成员，统筹“应急演练季”各项工作。各地、各单位要充分认识“应急演练季”活动的重要性，相应成立本地本单位组织领导机构，落实责任和演练经费，切实做好“应急演练季”各项筹备工作，确保演练工作圆满成功和安全有序。各区（县级市）政府应急办要充分发挥统筹协调作用，加强指导和督促检查街（镇）的应急演练工作。街（镇）及区（县级市）属部门要指定一名领导负责领导和组织开展应急演练工作，按照市、区的统一部署，结合本地工作实际，制订方案，切实推动科学有效的演练工作。市应急办成立督导组开展应急演练的督导检查工作，确保应急演练活动不走过场、不流于形式。

二、梳理预案，强化实效

各地、各单位要针对当前基层单位预案缺乏必要的培训和演练、操作性不强等问题，组织人员梳理和修订现有应急预案，完善应急准备和突发事件响应处置程序等，创新演练形式，丰富演练内容，提升演练成效。要严格按照“双盲”突袭演练的规则（不预先告知演练时间、地点和事件类型）开展，科学制订竞赛组织方案和评分标准与细则，因地制宜设置“双盲”突袭演练科目，绝不能因为担心发生风险而降低演练标准，确保演练实效。要突出现场指挥官的作用，确保现场指挥统一、有序和高效，各地、各单位领导要担任现场指挥官，负责决定现场应急处置方案、指挥和调度现场处置力量、统筹调配现场应急救援物资（包括应急装备、设备等）、协调有关单位参与现场应急处置等。

三、排查隐患，强化实战

要针对本地区本部门应急管理工作中的薄弱环节、易发的突发事件和存在的风险隐患，认真细致开展排查工作，在此基础上有针对性地开展演练，特别是组织开展燃气、油气、地铁、水务三防、危化品、地质灾害等事关民生科目的应急演练。要严格落实新编预案半年内开展演练、专项应急预案每年组织演练不少于1次的规定，近两年来还没有开展演练的专项应急预案，必须纳入今年演练计划；各区（县级市）政府牵头组织开展不少于2次应急演练；部门应急预案、企事业单位应急预案演练每年不少于1次；市建设、高危行业、民生类企业每年不少于2次；大型活动应急预案应在活动举办前至少综合性演练1次；街（镇）、居（村）等基层应急预案每年至少演练1次。

四、积极筹备，赛出成绩

今年“应急演练季”活动由各区（县级市）政府具体组织实施，继续以“双盲”突袭应急演练为主题，通过竞赛形式开展以全市各街（镇）及区（县级市）属有关部门为主体的专项应急预案演练竞赛。每场演练设定含有3个以上事件种类的复合型突发事件，主要检验应急决策、应急响应、应急指挥、应急联动、信息报送、媒体应对、应急处置等环节。

（一）时间安排

1. 宣传准备阶段（7月上旬—7月中旬）。各地、各单位梳理现有应急预案，排查风险隐患，宣传动员、制订演练计划。

2. 组织实施阶段（7月中旬—9月中旬）。各地、各单位自行组织演练竞赛。街（镇）“双盲”突袭演练竞赛由区（县级市）应急办负责牵头组织，随机确定演练科目、演练时间、演练地点，组织开展演练竞赛。

3. 总结评估阶段（9月下旬）。各地、各单位分析评估2014年“应急演练季”活动成效，查找演练的不足和问题，并及时落实整改措施。同时，各区（县级市）从参演单位中评选出2名标兵奖，连同书面总结、每场演练记录（题库、图片、视频、专家点评）等资料上报市应急办。市里将为竞赛活动设立最佳组织奖5名，主要表扬区（县级市）政府组织协调能力、应急演练效果等。

（二）开展督导

演练督导主要分为现场督导和书面督导。一是市成立4个督导组，主要由市应急办领导、市应急管理专家及工作人员组成，随机前往演练现场观摩、指导和检查各区（县级市）应急演练活动。二是“应急演练季”结束后，检查各地、各单位上报的演练书面总结、演练记录、专家点评等材料。

（三）汇报演练

10 月，市应急办根据各区（县级市）上报的“双盲”应急演练标兵单位，从中挑选 1 至 2 个单位开展汇报演练。

五、强化评估，认真总结

各地、各单位要建立科学完善的应急演练分析评估制度，应急演练结束后，要及时对演练活动全过程进行总结，分析评估演练成效，针对演练中暴露出的不足和问题，要及时落实整改措施，积极破解难点问题，真正达到检验预案、锻炼队伍、提升能力的目的。

请各地、各单位于 7 月 15 日（星期二）前将演练工作方案和演练工作联系人（包括姓名、职务、联系电话、邮箱等，详见附件）报市应急办。“应急演练季”活动结束后，各区（县级市）将书面总结、每场演练记录（题库、图片、视频、专家点评）、标兵名次成绩单等资料于 10 月 15 日（星期三）前报送市应急办。

广州市人民政府办公厅

2014 年 6 月 11 日

第三节　北京行政学院的情景模拟教学体系建设①

一、背景

2008 年，北京行政学院承担了“北京市领导干部应急管理培训教

① 本案例资料摘自北京行政学院《北京市领导干部应急管理培训教学体系建设研究》报告。

学体系建设研究”任务（系北京市应急办主持的、市科委立项的“北京市领导干部应急管理培训信息化平台方案及课件研发”课题的子课题之一）。在这一课题框架内，该院开发了三个静态桌面演练课程和相关讲授课程，并配套设计和建设了一系列相关子系统。

二、教学体系建设概貌

论课题中的教学体系建设包括教学目标、课程体系建设、模拟课件教案建设、模拟课程师资建设、模拟教学场地建设、模拟课程教材建设以及模拟教学中对于参训者表现的考核标准建设等环节，目标是建立北京市领导干部应急管理培训情景模拟教学体系的总体框架。见图 8－1。

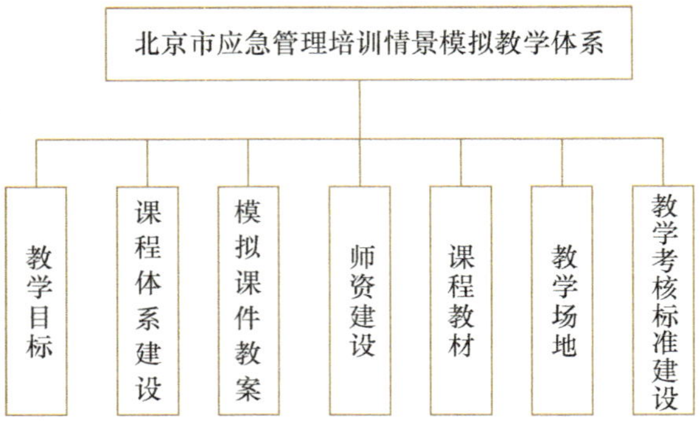

图 8－1　北京市应急管理培训情景模拟教学体系

三、三个演练课程

该院将领导干部应急管理能力分解为紧急状态下的程序化处置能力、不确定风险下的决策能力、压力情境下的沟通能力，并相应开发了三类突发事件的多媒体课件。其中，建筑工程事故应急处置模拟教学软件侧重于紧急状态下程序化处置能力的训练，电力突发公共事件应急处置模拟教学软件侧重于不确定风险下决策能力的训练，城市灾害性天气（暴雨）应急处置模拟教学软件侧重于压力情境下沟通能力的训练。

四、课程体系建设

在应急管理情景模拟教学课程体系设计上，北京行政学院意识到，既要给参训者必要的理论和知识，又要注重能力的提升。基于此目的，设计了五个模块的课程。

第一模块：应急管理与领导干部能力提升。课程内容为应急管理相关理论，中外应急管理体系，领导干部应急管理能力结构。

第二模块：北京市应急体系建设。课程内容为北京市公共安全形势，北京市应急管理组织系统，北京市应急管理预案体系，北京市应急管理信息系统，北京市应急管理主要案例，北京市奥运风险评估介绍。

第三模块：提升不确定风险下的决策能力——北京市电力事故应急处置模拟演练。课程内容包括风险管理的基础理论，电力事故应急处置模拟课件简介，电力事故应急处置模拟演练以及课堂点评与总结。

第四模块：提升紧急事态下的程序化处置能力——北京市建筑工程事故应急处置模拟演练。课程内容包括应急管理基本工作流程，建筑工程事故应急处置模拟课件简介，建筑工程事故应急处置模拟演练以及课堂点评与总结。

第五模块：提升压力情境下的沟通能力——北京市城市灾害性天气（暴雨）应急处置模拟演练。课程内容包括紧急事态下的信息发布与沟通，城市灾害性天气（暴雨）应急处置模拟课件简介，城市灾害性天气（暴雨）应急处置模拟演练以及课堂点评与总结。

五、总体教学方案

北京行政学院对于三个演练课程设计了一个总体教学方案，其中描述了七个环节：

（1）培训师备课，其中非常重要的内容是根据教学目标选择相应的课件，并对课件进行必要的修改，特别是在考核目标、讨论问题和期望行动部分，每次课前都要根据需求和经验进行一些调整和改动。

（2）情景模拟演练课件教学硬件和软件保障条件的确认与调试。这是模拟演练课程授课的必需条件，须在上课之前完成整个准备过程。

（3）课前准备。包括发放必要的预习资料，如相关应急预案和法律法规及其他文献；对情景模拟演练教学进行预先说明，对即将使用的课件进行必要的介绍。

（4）模拟演练开始前准备。首先，培训师要向参训者明确本次教学和模拟演练的教学目标；其次，培训师介绍模拟演练课程的程序和课堂要求；然后，对情景模拟教学使用的软件平台进行使用说明。最后，培训师简单介绍本次使用的模拟演练课件的突发事件背景，并进行演练职能组的划分。

（5）模拟演练。视频后每一节点，要求参训者根据所提问题进行讨论，并在交互界面与培训师进行互动，同时在规定的准备时间过后，各组口头阐述自己的处置措施和观点；培训师在讨论时进行必要的干预和引导，确保讨论在预订的问题和轨迹中推进；培训师对各组的处置措施及研讨情况进行简单点评，并同时展示课件提供的期望行动原则及具体期望行动，提示参训者注意其中的关键点。每一节点的教学组织程序依此类推。

（6）模拟演练后总结。首先，参训者自己总结。主要涉及问题是模拟演练的效果如何与课件及教学需改进的方面。其次，培训师进行总结。一是对模拟演练进行整体评价；二是对课件目标涉及的问题进行理论概括和提升，并结合课件内容及参训者处置情况进行实际说明。

（7）课后总结与反馈。召集参训者对课件及教学组织进行客观评价，主要是征求意见与建议，明确改进的目标和内容；培训师进行集体总结，汇总参训者及各方的建议，提出下一步课件及教学组织的改进意见与方案。

下篇
应急演练计划

第九章　应急演练计划基础知识

第一节　应急演练需求、范围与目的

对一个应急演练项目来说，演练需求、演练范围、演练目的等是应急演练计划工作中的基本概念，需要认真体会。

一、应急演练需求

演练需求包括演练机构和参演者为什么要演练、需要演练什么、需要怎样演练等问题。明确应急演练需求是确定演练的范围与目的目标、设计演练计划、实施应急演练的前提，是确保演练工作准确、及时和有效的重要环节。

二、应急演练范围

应急演练范围是对一个具体演练所下的定义。应急演练范围主要包括五个方面的要素，即演练的突发事件、演练时间与地点、演练职能或行动职责、参演者和演练类型。

1. 演练的突发事件

突发事件主要包括自然灾害、事故灾难、公共卫生事件和社会安全事件四类，每类中又包括各种具体类型。演练要确定演练哪种突发事件，其严重程度或时间等级如何。通常的演练要以该事件的应对为主要线索，也可能会涉及该突发事件所涉及的次生或衍生事件。

2. 演练时间与地点

应急演练地点可以根据需要选择在应急指挥中心、会议室、操场或开阔地，以及医院、新闻发布厅等地点等。当然也可以选择一个危险可能真实发生的地点。

演练的时间要根据资源和人员能力等情况选择半天或一天或几天进行。

3. 要演练的职能或行动职责

突发事件应对包括领导决策、综合协调、事件处置、人员救助、危机沟通等职能，以及将这些职能进一步细化的有关行动职责。明确要演练的职能或行动职责有利于确定演练对象和目标。

4. 演练参与者

演练参与者包括演练的组织者、参演者，以及其他相关人员。其中，参演者要包括与应急演练任务有密切联系的组织、部门中的有代表性的人物。这往往是应急预案规定的相关领导和人员。

5. 演练类型

应急演练类型是指从基本应急演练类型中选择某一种演练形式，或者借鉴基本演练形式，组合出一种新的演练形式，或者创新性地提出其他演练形式。

三、演练目的

演练目的是对于为什么演练和所要达到的演练效果的总体描述。应急演练可以表述为实现或部分实现检验预案、完善准备、锻炼队伍、磨合机制、发现问题、改进工作，提升突发事件应急处置能力的目的。其中，核心是提高某些应急能力。

第二节　应急演练目标

应急演练目标也是应急演练计划中的一个基本概念。鉴于其重要性和复杂性，这里以专节介绍。

一、应急演练目标的含义

应急演练目标是需要完成的主要演练任务及其达到的效果。一次应急演练一般有若干项演练目标，每项演练目标都应该在演练方案中有相应的事件和演练活动予以体现，并在演练评估中有相应的评估标准判断该目标的实现情况。

二、选择目标的意义

演练目标是演练组织者确定演练需求和演练目的后确定的，是对希望参演者在演练后表现出来的外在行为结果的具体明确的表述，也是应急演练所要达到的效果。目标是落实目的的工作指标，是后续演练设计的具体指针，也是应急演练评估的重要依据。

选择并清楚地表述应急演练目标，对于参演者明确学习和演练目的也具有重要意义。

总之，明确演练目标，有助于参演者和演练组织者清楚应急演练的具体要求及工作方向。

三、应急演练目标的维度

应急演练目标体系包括三个维度，即认知目标、技能目标、态度目标。这些目标维度又可以分为多个不同的层次。应急演练目标不论如何表述，事实上都可以分解为这三个维度。了解这三个维度及其基本等级的含义，有助于深入理解演练目标的内涵，也有助于表述目标。即便不是直接按照这三个维度表述演练目标，了解这三个维度也是必要的。

表 9－1 给出了这三个维度及其四级表达方法。需要说明的是，级别的划分还可以更为细化。

表 9－1　不同类型和层次的演练目标举例

演练目标的类型	演练目标的层次	目标表达常用的行为动词	举　例
认知目标	1 级：了解	说出……名称，背诵，标明，排列……的顺序，界定……的范围，为……命名，陈述	说出本指挥部的工作原则
	2 级：理解	阐述原理，描述过程，确认事物，概括说明，区别……概念，归类，解释，图解，推出……原理，判断	举例说明指挥部每个成员的任务和权限
	3 级：运用	对比说明，补充，利用……查明原因，查阅，推导，修改，概括总结，判断	完善本单位突发事件应急决策流程
	4 级：创新	评价，拟订，推理，制定，编写，设计，预测，批判，比较	制定本单位的应急预案

续前表

演练目标的类型	演练目标的层次	目标表达常用的行为动词	举　例
技能目标	1 级：模仿	按照培训师的示范做，查到，接受，识别，觉察	能完成小组下派的任务
	2 级：适应	独立地执行，实施	在讨论中提出自己的见解
	3 级：运用	（在实际中）解决问题，说服，比较并做出决定，制定，选择，系统化，解决问题	在小组内富有建设性地工作
	4 级：创新	协调、和谐、完整、均衡、流畅、快速和稳定地解决问题，设计、修改，建立理论模型	代表本专业（部门）与其他专业（部门）的同事有效合作
态度目标	1 级：注意	愿意注意某特定的现象或刺激	认识到合作的重要性
	2 级：响应	主动参与，积极响应，表示出较高的兴趣	有意识地主动出主意、想办法
	3 级：接受	接受或偏爱某种价值标准和愿意为某种价值标准做出奉献	对主动合作有坚定的信念
	4 级：综合	对各种价值观加以比较，确定它们的相互关系及它们的相对重要性，接受自己认为重要的价值观，形成个人的价值观体系	认识到主动合作、积极沟通、通过化解冲突来提高团队工作能力是应急管理团队建设的三个最重要任务

四、应急演练目标的要素

一个完整的应急演练目标应该包括如下要素：由谁在什么条件下完成什么任务，依据什么标准，取得什么效果。如图 9－1 所示。

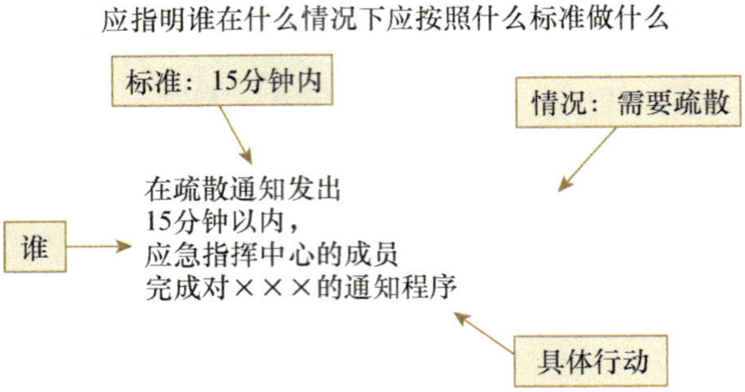

图9-1 应急演练目标示例

第十章 应急演练计划基本方法

第一节 启动项目

启动项目是应急演练的起点。这项工作主要包括发起项目、确立组织、制订演练项目计划等方面的内容。

一、发起应急演练项目

发起项目是全部应急演练准备工作的开始，发起项目有缘由、条件、方式三个要素。

1. 发起项目的缘由

应急演练项目的发起一般有两种情况：一是主办方按照系列演练规划或应急管理年度计划等的安排启动演练项目；二是外部的承办方因接受政府、企事业单位或其他组织等委托方的委托启动演练项目。

2. 发起项目的条件

演练组织机构具备了应急演练人才资源、演练用设备设施、准备与实施演练的时间以及必要的财力支持等。

3. 发起项目的方式

发起项目大多采用两种方式：一是召开有关部门领导和参演人员参加的项目启动会议或动员大会，宣布项目的正式启动；二是由上级组织决定启动项目并下发文件。

二、确立应急演练项目组织

确立应急演练组织机构是实现应急演练目的的重要保证。演练组织机构要成立由相关领导及专家组成的应急演练领导小组，具体负责指导和协调演练准备、实施和评估各项工作，根据需要下设应急演练策划组、演练实施组、演练评估组和后勤保障组等工作组，并对各组的工作职责、任务和完成工作时间等要求予以明确。工作组核心成员应来自各有关部门和辖区，具有不同的专业背景。见表 10－1。

表 10－1　　应急演练组织的职责和任务

名称	职责和任务
演练领导小组	负责整个演练工作任务和责任的分配，跟踪监督工作进度和整体工作进展
演练策划组	负责演练计划、设计、开发等工作
演练实施组	负责具体组织实施演练
演练评估组	系统安排评估工作，开发评估方案及评估文件等，掌控演练评估步骤和方法，对演练做出总结评估
后勤保障组	负责落实演练所需物资、设备设施、服务以及演练经费和预算等工作

三、制订演练项目进度计划

应急演练项目的进度计划是对应急演练从启动到准备、实施、评估等全工作流程的初步安排。演练规划组应在初期计划会议结束前制订一个项目进度计划或者简要的时间进度表。其中要确定重要的计划与准备会议的日期和关键事项或任务，以及需要参与的重要职能单元和需要组织的重要活动。这些任务应分派给各小组和具体人员负责，并按照项目管理时间进度表进行跟踪和督导。如果演练规划组制订的项目管理时间进度表符合实际且获得共识，各小组应严格按照项目管理时间进度表开展工作。对于任何更改，演练规划组都必须给出充分理由，并通知整个团队，以避免混乱。

第二节　制订应急演练计划

制订一个较为完整的应急演练计划（不是简单的演练项目进度计划或进度表）需要首先开展四项基本工作，即分析需求、界定范围、确定目的、选择目标。然后项目负责方才能将四项工作的成果和演练项目进度表整合，形成应急演练计划。

一、分析演练需求

分析演练需求就是系统地了解为什么要演练、演练什么、希望怎样演练等问题。

1. 分析组织需求

应急演练的主体或委托方可能是某一级行政组织、事业单位和企业，也可能是其他培训单位和机构。分析组织需求就是充分了解、清楚掌握需要演练的组织或机构此次演练的目的，明确该组织想要通过演练解决哪些问题、提高哪些能力、改进哪些工作。

分析组织需求与把握系列应急演练规划工作中的需求因素类似。需要了解的关键信息主要有：上级领导的意图和要求；系列演练规划；以往的突发事件处置或演练的总结报告或改进计划；威胁、危害或风险的评估报告；相关的预案和程序；有关的资助协议或合作协议要求等。

在对以上关键信息分析的基础上，确定：参演组织机构的总体应急能力要求是什么；当前实际能力与期望能力的差距在哪里；本次演练需要重点提高哪些能力等。

2. 分析参演者个体需求

参演者是应急演练的对象和主体，无论是提出演练目的、目标，确定演练内容、范围，还是选择演练方法，都要考虑参演者的需求和实际水平。

了解参演者个人需求是掌握演练参演者对应急演练的期望和要求。例如，个人可能希望通过参加应急演练，提高自己的形势研判能力、决策指挥能力和危机沟通能力等。成建制指挥部成员可能更多地希望通过应急演练增强他们的团队合作能力和沟通协调能力。

在应急演练的设计和实施过程中，演练组织者需在事先了解和掌握参演者背景、所在机构的演练需求和已有应急处置经验的基础上设计场景。这不仅会使演练有的放矢，也会使参演者感到自己的经验是有价值的。参演者不仅会对自己的经验进行重新评价，整合自己多方面的知识，而且能从别人那里获得启示和灵感，在交流中生成新的知识和体验。因此，充分了解参演者需求是开展应急演练的重要基础。

分析参演者水平是了解参演者个体需求的重要方面。参演者水平主要是指参演者在参加应急演练之前是否参加过相应的应急培训和演练、是否具有实际应急处置经验等，具体包括年龄特点、实践基础、学习能力以及其他一些因素。

分析参演者个体需求一般可以通过召开座谈会、个别谈话、查看档案、阅读预案等方式进行。

3. 得出综合的演练需求结论

通过上述调查与分析，就可以在充分了解组织需求和参演者需求、客观需求和主观需求的基础上，得出需求结论。

二、界定演练范围

演练范围的核心要素主要包括：演练事件类型、等级假定；参演的层级、机构和人员；演练时间、地点；持续时间；观摩、宣传等附带活动范围。界定演练范围要在分析演练需求的基础上进行。

此外，还需要考量的其他因素包括：（1）演练的经费预算；（2）可动用的人员和其他资源；（3）演练准备的时间长短。

界定演练范围可以按照以下流程和方法进行选择：

1. 要演练的突发事件

需要考虑最有可能首先发生的灾害（主要灾害和次生灾害），会达到什么强度。

2. 演练地点、时间

演练地点要考虑最容易遭受上述灾害的地点、空间范围，以及持续时间。

3. 要演练的职能或行动职责

要考虑选择领导决策、综合协调、事件处置、人员救助、危机沟通等职能中的哪些职能，涉及哪些部门，哪些具体职责。

4. 演练参与者

演练组织者明确参演人员的类型主要包括：

（1）决策人员（如行政主管、企业高管、部门领导）；

（2）协调人员（如应急办代表、部门副职）；

（3）处置人员（如专业处置人员、应急志愿者）；

（4）公众代表（如媒体记者、普通群众）；

（5）其他人员。

5. 演练类型

演练类型的确定需要考虑以下因素：（1）最需要什么样的演练。（2）哪种类型的应急演练是必须举行的。（3）参演者是否具备相应的经验。（4）想实现什么样的压力程度。（5）时间长度的要求等。

三、确定演练目的

1. 确定演练目的的基本思路

应急演练的目的是为了验证、评估和提升应急机构的能力。从根本上说，应急演练就是要提高相关组织机构及参演者的形势研判、信息管理、应急决策、综合协调、现场处置、危机沟通等应急能力。

确定演练目的与确定系列应急演练的目的类似，都需要从演练需求因素中推导出要提升的关键能力，可以从应急能力表中获得能力表述的线索。

2. 表述演练目的

表述演练目的是对需要提高的应急管理能力范围和要求的文字确认，是对为什么开展演练的意思表达。应急演练目的的表述方式并无一定之规。

例如，可以将某一应急演练的目的描述为：“为了落实××部门应急培训规划，提高××应急指挥部的综合应急指挥能力，检验××应急预案，特举办此次应急演练。”

又如，应急演练目的可表述为如下格式：“本次应急演练的目的是提高如下应急管理能力：（1）……（2）……”

四、选择演练目标

应急演练目标是在需求分析、范围界定和目的确定的过程中逐渐清晰、明确的。通常，每一条演练目标要体现演练目的中的某一项或几项能力需求。选择应急演练目标的思路主要有：

1. 根据不同的参演者选择演练目标

对于较少参加演练或缺乏实践经验的参演者，演练目标难度要适当降低（如：指挥部成员之间的有效沟通，决策方法的运用，决策流程的掌握等）；而对于多次参加演练且有经验的参演者，其演练目标的难度可以加深，重点应该放在如何深入理解场景、如何预先把握将要发生的风险等方面。

2. 依据目标原则选择演练目标

选择和表述应急演练目标的一个有效准则是使用 SMART 原则，该原则使用简单且便于记忆。根据 SMART 原则，我们可以分析检验应急演练目标的设置是否合理。见表 10－2。

表 10－2　　应急演练目标的 SMART 原则

简便性（Simple）	一项好的演练目标应简洁和易于清晰表达。
可度量性（Measurable）	演练目标应该设定绩效标准，以便演练结果具有可观察性，且容易判断目标是否已经实现。设定量化标准，是向人们提供一个判断演练能否成功的指标。
可实现性（Achievable）	所设定演练目标要能够实现。例如，实现演练目标所需物资应该是本组织拥有的，是基于本次演练范围内的。
真实性（Realistic）	演练目标应该呈现目前形势下的真实期望，是反映演练需求的。
任务导向性（Task-oriented）	演练目标应该指向具体的行为或过程，提出实现任务的指标要求。

3. 依据应急演练规模确定演练目标

在一个小型应急演练中，确定的演练目标可以是 2～3 项；在一场涉及国家、省（自治区、直辖市）、市管辖范围的大型演练中则可能出现多达 100 项演练目标。对普通的演练而言，建议设定 10 项或更少的目标。

在一些较大规模的应急演练中，参加演练的组织可以首先制订各自机构的具体演练目标，然后由总体演练策划组把这些具体演练目标加以集成。

五、形成演练计划

形成计划是应急演练计划的完成，其标志是撰写出完备的演练计划书。演练计划书是对应急演练活动的需求、范围、目的、目标、工作进度、安全等情况的全面描述。应在应急演练计划阶段的后期开始着手撰写演练计划，经过多次修改完善后，上报有关领导审核确定，形成最终的应急演练计划书。应急演练计划书的主要内容应包括以下几点：

1. 演练目的

明确举办应急演练的原因、应急演练需要解决的突出问题和期望达到的效果等。

2. 演练需求

在对事先设定的突发事件风险及应急预案进行认真分析的基础上，确定需调整的演练人员、需锻炼的技能、需检验的设备、需完善的应急处置流程和需进一步明确的职责等。

3. 演练范围

根据应急演练需求、经费、资源和时间等条件的限制，确定应急演练事件类型、等级、地域、参演机构及人数、演练方式等。

4. 演练目标

根据应急演练组织机构和参演者的需求、目的等提出一系列应急演练指标。

5. 演练工作进度计划及预算等事务

包括各种应急演练文件编写与审定的期限、设施设备准备的期限、演练实施的日期。编制演练经费预算，明确应急演练经费筹措渠道等。

第三节　应急演练计划工作方法

演练计划的形成和完善需要通过演练计划会议来支撑，演练计划中对演练准备阶段各项工作的思路确定和质量控制也需要通过一系列工作会议来进行。因此，在应急演练计划阶段与准备阶段，召开不同主题的讨论会是重要的工作方法。

为了便于作出应急演练日程安排计划，本节除了介绍初始计划会议方法，也介绍演练准备阶段的相关会议。

本书前面已对应急演练规划会议做了详尽的介绍，本节只对相关会议做概要介绍，其详细操作可以借鉴应急演练规划会议方法。

一、演练初始计划会

演练初始计划会是演练启动前后为勾勒演练项目的粗线条计划而召开的研讨会。

1. 主要任务

演练初始计划会是演练计划过程的第一个专业性活动。会议目的是初步讨论和确定应急演练的范围、目的和目标。

2. 会议成果

演练初始计划会应达成以下成果：

（1）就应急演练的类型、假设情景、能力需求与演练目的、演练目标与任务，应急演练要解决的突出问题及演练要涉及的优先重点达成一致意见；

（2）就演练的时间进度表、关键任务和事项、下一次计划会议的日期达成共识；

（3）确定演练参演单位。

二、演练计划会

对于简单的演练，可能一次演练计划会就够了。对于复杂的、参与层次高的演练，往往需要在初始计划会后再正式召开演练计划会。

1. 主要任务

演练计划会的目的是细化各应急演练计划的要素，对演练设计、开发、综合准备与演练实施、评估等工作提出明确要求。

2. 会议成果

演练计划会应达成以下成果：

（1）确定演练目的和详细的演练目标；

（2）确定评估目标和评估任务；

（3）进一步明确定义演练模拟场景（如危机情况，危害范围，发生的地点、时间和条件）；

（4）确定参与演练的组织机构和参演人员与层级；

（5）确定演练设计所需的所有文件（如政策、法规和预案等）；

（6）明确时间进度表、关键任务或事项及后勤事务的职责。

三、中期准备会议

1. 主要任务

中期准备会议是讨论详细的演练的组织和人员配备、假设情景和时间安排、日程、后勤和行政需求的工作会议。如果只安排三次规划会议（即演练计划会、中期计划会和计划终审会），中期准备会议的后半段应用于讨论演练脚本。

2. 会议成果

中期演练准备会应达成以下成果：

（1）检查演练准备情况；

（2）完成演练脚本的全面评审；

（3）完成演练文件（如演练计划、演练参演人员手册、导调人员手册和演练评估指南）的全面评审；

（4）就演练场地达成一致意见；

（5）确定计划终审会议的日期和地点。

四、演练场景信息讨论会

复杂的应急演练需要召开专门的会议审定演练场景信息。如果不单独召开会议，演练场景信息讨论会可并入中期演练准备会或演练方案终审会。

1. 主要任务

演练场景信息讨论会的重点是编制主要假设情景事件和主要假设情景事件过程表或时序表。

2. 会议成果

演练场景信息讨论会应达成以下成果：

（1）确定主要假设情景事件及其时间排序；

（2）此次会议未必能使主要假设情景及时序表达到完善程度，需要指定相关人员完成后续工作。

五、演练方案终审会

1. 主要任务

演练方案终审会的主要任务是对演练过程和程序做最后审定。演练方案终审会议前，演练组织团队应收到所有演练文件的最终草稿。演练方案终审会上，不应当对演练的设计或范围及其支持文件做重大修改。演练方案终审会应确保演练所需的后勤要求都能得到满足，发现并解决所有明显的问题，使所有的演练文件都在做出必要的最后修改后可以付诸印刷。

2. 会议成果

演练方案终审会应达成以下成果：

（1）与会人员清楚理解并最终批准演练实施方案；

（2）批准成形的演练文件和材料；

（3）发现并解决临时出现的问题；

（4）落实后勤准备工作，包括：视听设备、演练场地布置和设置、日程安排表和餐饮、茶歇等。

第十一章　应急演练计划工作表单

第一节　应急演练进度计划表

对于应急演练进度，可以拟成表 11 - 1、表 11 - 2 的形式。

表 11 - 1　　应急演练进度计划表

序号	时间	任务	具体事项
1	1 月	确定演练类型、范围、关键事项。	明确演练的类型、假设情景、目的和目标，以及预算等重要事项。
2			
……			

表 11-2　　应急演练岗位职责进度表

时间	演练领导小组	演练策划组	演练实施组	演练评估组	演练保障组

第二节　应急演练计划检核表

应急演练计划检核表可以用于一般演练工作中的工作进程控制，可以被视为比较粗糙的应急演练进度表，可作为复杂程度不高的、较为简单的应急演练准备工具。见表 11-3、表 11-4。

表 11-3　　应急演练计划检核表（A）

1. 对象调研	
委托单位：	□
参演人员：	□
——应急管理教育/培训经历：	□
——应急处置/演练经验：	□
——需求重点：	□
——参训原因：	□
指挥部层级、职责：	□
相关单位概况（上级/下级/平级单位）：	□
指挥部组织结构图/成员职责：	□
指挥部内部工作守则：	□
培训时间、地点：	□

续前表

<table>
<tr><th colspan="5">2. 培训目标</th></tr>
<tr><td>知识掌握：
(1) 风险分析结果及应急预案
(2) 本指挥部工作守则
(3) 应急状况下的决策流程
(4) 本指挥部的任务和决策权限
(5) 指挥部所有成员的任务和权限
技能运用：
(1) 指挥部内信息管理
(2) 灾情描述
(3) 形势研判
(4) 总指挥设定目标
(5) 总指挥进行优先排序
(6) 指挥部内决策
(7) 合理分工与委派工作
(8) 指挥部成员工作协调
(9) 指挥部内灾情识别、问题识别、目标确认和优先排序的共识
(10) 结果记录（应急处置日志）
(11) 危机沟通：
——组织一次新闻发布会
——确定统一信息发布口径
——内部沟通
演练后续工作：
——演练总结，确定今后改进措施（任务清单）</td><td>1 级</td><td>2 级</td><td>3 级</td><td>4 级</td></tr>
<tr><th colspan="5">3. 场景设计</th></tr>
<tr><td colspan="4">事件发生地背景</td><td>☐</td></tr>
<tr><td colspan="4">相关突发事件信息</td><td>☐</td></tr>
<tr><td colspan="4">信息条</td><td>☐</td></tr>
<tr><td colspan="4">补充材料（影像、图片、背景信息）</td><td>☐</td></tr>
<tr><th colspan="5">4. 组织人员</th></tr>
<tr><td colspan="4">演练负责人：</td><td>☐</td></tr>
<tr><td colspan="4">需要仲裁员：是/否</td><td>☐</td></tr>
<tr><td colspan="4">评估员：</td><td>☐</td></tr>
<tr><td colspan="4">需要辅导员/教官：是/否</td><td>☐</td></tr>
<tr><td colspan="4">来宾/媒体出席：是/否</td><td>☐</td></tr>
</table>

续前表

5. 辅助资料	
信息附件无笔误、无事实错误	□
通过信息附件能实现所有演练目标	□
所有信息附件服务于一个演练目标	□
补充材料（影像、图片、背景信息）是关键性的	□
需要评估员表：是/否	
需要评估表：是/否	
6. 演练设施	
房间（大小、位子、桌椅）	□
工具（翻页板、白板、钉板、音像设备）	□
参演者名单、桌签	□
餐饮/茶歇	□

表 11-4　应急演练计划检核表（B）

制定日期：　　年　月　日

序号	事项	负责人	截止日期	实施状况	备注
1	总体设计 演练项目总体规划表			□ □	
2	需求分析 指挥部成员基本信息 演练对象背景调查表 指挥部基本情况 指挥部结构图			□ □ □ □ □	
3	目标确定 培训目标			□ □	
4	人员构成 参演者 演练团队			□ □ □	
5	课程资料包 演练时间安排 背景情况 初始场景			□ □ □ □	

续前表

序号	事项	负责人	截止日期	实施状况	备注
	脚本设计 相关知识 可视化资料 突发事件应急预案 指挥部职责 指挥部组织结构图 观察和评估表 教学评价表			□ □ □ □ □ □ □ □	
6	教室 教学设备 教学用具			□ □ □	

第三节 应急演练需求分析框架

以下各项并不构成标准化的应急演练需求分析框架，但可供分析应急演练需求时参考。

1. 主要危害（一类危险）

列出你所在地区、社区、组织或部门面临的各种危害。哪些危险是最可能发生的？在下列危险类型中标出：

□ 洪水 □ 干旱

□ 龙卷风 □ 暴风雨/雪

□ 滑坡/泥石流 □ 台风

□ 地震 □ 海啸

□ 大坝垮塌 □ 火车脱轨

□ 火灾 □ 化学品泄漏

- □ 大型活动事故
- □ 持续大面积停电
- □ 化工厂爆炸
- □ 核泄漏
- □ 恶行传染病
- □ 工作场所暴力事故
- □ 群体伤亡突发事件
- □ 社会动乱
- □ 恐怖主义袭击
- □ 其他

2. 次生危害（二类危险）

这些危险最有可能引发的次生灾害有哪些？

- □ 停水
- □ 停电
- □ 交通堵塞
- □ 通信系统瘫痪
- □ 大规模人员撤离或搬家
- □ 不堪重负的医疗和丧葬服务
- □ 其他

3. 危害重要性排序

最紧要的危害是哪些？参考因素如下：

- 发生的频率
- 发生的相对可能性
- 规模和剧烈程度
- 影响的空间范围
- 发生地点（是否影响关键区域或基础设施）
- 发生的速度和是否有预警
- 其后果对人员、关键设施、社区功能和财产的潜在影响的严重程度
- 潜在的次生事件（如化学厂的破坏、大坝垮塌）

从而决定哪些是：□ 首要危害 □ 第二危害 □ 第三危害

4. 区域

哪些区域或重点设施所在地最容易被这些排序在前的危险所影响并损失严重？

5. 预案和程序

指导你所在部门应对这种突发事件的预案和程序（预案、应急响应计划、处置行动计划、标准行动程序等）有哪些？

6. 功能

哪些应急管理功能最需要演练？（比如，最近哪些功能没有演练？过去哪些功能在演练中出现过困难？）可以从以下项目中选择，但不局限于这些项目。

- ☐ 警报发出与传播（公共危机响应）
- ☐ 预警（对公众）
- ☐ 通信/通讯
- ☐ 协调和控制
- ☐ 突发事件公众信息
- ☐ 损害评估
- ☐ 卫生和医疗
- ☐ 社会安全
- ☐ 公用设施/工程
- ☐ 交通运输
- ☐ 资源管理
- ☐ 政府或行动的连续性
- ☐ 个人与家庭援助
- ☐ 其他

7. 参加人员（参演者）

确定哪些组织机构、部门和人员需要参加演练？要特别考虑以下因素：

- 哪些部门更新了它们的预案和处置程序？
- 政策或人员与预案中规定的相比是否有变化？
- 在本部门的应急预案和程序中谁是指定的应急管理负责人？
- 在突发事件发生后你所在部门应该与哪些单位和人员进行协调？
- 相关法规有什么要求？
- 哪些人员会积极参与演练？

8. 要演练的预案和相关因素

标出目前应急预案的状态，在这些范围中确定最需要演练的内容。表 11－5 是可以参考的例表。

表 11－5

	全新的	更新过的	演练过的	在突发事件中使用过的	其他
应急预案（及预案附件）					
标准处置程序					

续前表

	全新的	更新过的	演练过的	在突发事件中使用过的	其他
资源目录					
地图、展示板					
应急平台					
信息报告程序					
互助协议					
政策制定官员					
综合协调人员					
应急处置人员（含危机沟通人员）					
志愿者组织					
应急指挥中心					
通信设施					
预警系统					
公用事业单位					
有关企业					
损害评估系统					
其他					

9. 以往的演练

如果你所在的部门以前参与过演练，你从中学到了什么？以后应该做哪些改进？可以参考以下因素：

（1）哪些人参与了以前的演练？哪些人没有参加？

（2）演练取得了哪些收获？实现了哪些目标？

（3）从中得到了什么经验教训？

（4）从中暴露出了哪些问题？需要怎样解决？

（5）以往演练之后做了哪些改进？这些改进是否经过了检验？

第四节　应急演练计划模板

______××××______应急演练计划

一、演练目的

（略）

二、演练需求

（略）

三、演练范围界定

（略）

四、演练目标

（略）

五、演练进度安排

（略）

六、演练预算和其他安排

（略）

第十二章　应急演练计划实例展示

第一节　中欧应急管理合作项目 2016 年综合实战演练工作方案

为贯彻《中华人民共和国突发事件应对法》，根据国家行政学院中欧应急管理学院、××市消防局、××化学工业区管委会达成的共识，中欧应急管理合作项目在××市开展“应急演练设计和实施优化”试点。根据多方协商的工作计划，拟定于 2016 年 5 月 11—13 日在××化工区组织开展“2016 年全景式实战综合应急演练”。

一、演练依据和演练目的

模拟实战演练以《××市突发公共事件总体应急预案》《××化学工业区突发公共事件总体应急预案》《××化学工业区危险化学品事故

专项应急预案》《××化学工业区防汛防台专项应急预案》，以及演习相关企业的应急预案为依据，借鉴欧盟应急演练经验，与欧盟方专家合作开展演练，展示中欧应急管理合作项目“应急演练设计和实施优化”试点成果。

通过演练，进一步提高××化学工业区、××市消防局以及各级应急联动部门联合应对各类突发事件的组织指挥与协同作战能力，锻炼应急救援队伍；提升应急演练综合评估能力；提高××化工区处置涉外突发事件的协调能力与国际合作能力。

二、演练组织和职责

（一）主办单位

国家行政学院应急管理培训中心

××市安监局

××市消防局

××化学工业区管委会

（二）指导单位

中欧应急管理合作项目组

国家安全生产应急救援指挥中心

××市应急办

××市交通委

××市环保局

××行政学院

（三）参演单位

欧盟公民保护救援小组

××市应急联动中心

××市公安局警务航空队

××化学工业区公安分局

××化学工业区公安消防支队

××化学工业区环境监察支队

××化学工业区海事办事处

××化学工业区医疗中心

金山区应急办

奉贤区应急办

巴斯夫化工有限公司

科思创聚合物（中国）有限公司

××孚宝港务有限公司

（四）演练指挥部

总指挥：化工区管委会副主任

指挥部成员：各应急联动单位负责人

（五）演练工作小组

演练工作小组分设七个小组：演练协调组、方案起草组、演练组织组、演练专家组、会务工作组、宣传报道组、技术保障组。（各组人员构成从略）

（六）各单位工作职责

1. 国家行政学院应急管理培训中心

协调欧方资源支持和参与本次演练；组织有关专家参与演练方案和脚本的设计，为演练优化与评估提供专家建议；协调欧方以及国家有关部委出席观摩；协调中央新闻媒体报道。

2. ××市应急办

指导本次演练；协调市相关委办局参与演练；邀请市领导、相关单位参与观摩；协调有关新闻媒体报道。

3. ××市安监局

指导本次演练；为演练提供支持。

4. ××市消防局

策划编制演练方案；组织、参与并实施本次演练；筹建演练工作小组；编制演练的总体方案；参与演练彩排和最终的实际演练。

5. ××行政学院

指导本次演练；为演练提供专家支持；撰写演练综合报告。

6. ××化学工业区管委会

组织、策划并实施本次演练；参演企业的协调联络工作；观摩人员的接待工作；演练的综合评估；邀请相关单位及企业参与观摩；演练观摩转播现场的准备；演练新闻发布场地准备。

7. 三家企业

巴斯夫化工有限公司、科思创聚合物（中国）有限公司、××孚宝港务有限公司，完成演练情景假设中本企业事故应急场景设计；编制企业演练方案并参与演练；做好演练的安全工作；配合演练其他工作。

演练以不中断企业正常生产秩序为原则。

三、参考应急管理规范和标准

本方案依据下列规范和标准制定：

1.《中华人民共和国突发事件应对法》；

2.《生产经营单位安全生产事故应急预案编制导则（GB / T29639-2013)》；

3.《××市突发公共事件总体应急预案》；

4.《××市处置危险化学品事故应急预案》；

5.《××化学工业区突发公共事件总体应急预案》；

6.《××化学工业区危险化学品火灾泄漏事故专项应急预案》；

7.《全景式模拟实战综合应急演练方案起草指南》(Practical Guide For Creating The Full Scale Exercise)。

四、演练时间和地点

演练时间：2016 年 5 月 11—13 日

演练地点：××化学工业区

五、演练科目和方案

（一）演练科目设置

根据预案要求，共计演练场景设置、方案设计、信息报送、预警发布、应急指挥、应急疏散、应急救援、空运伤员、媒体沟通、信息公开、事故调查、现场恢复、演练评估十三个科目，中方各单位（部门）参演科目见表 12-1。

表 12-1　　演练科目表

<table>
<tr><th colspan="2"></th><th>事发企业</th><th>周边金山奉贤社区</th><th>化工区管委会</th><th>市消防局</th><th>市应急联动中心</th><th>市警务航空队</th></tr>
<tr><td colspan="2">场景设置</td><td>√</td><td></td><td>√</td><td>√</td><td>√</td><td>√</td></tr>
<tr><td colspan="2">方案设计</td><td></td><td></td><td>√</td><td>√</td><td></td><td></td></tr>
<tr><td rowspan="2">应急响应</td><td>信息报送</td><td>√</td><td></td><td>√</td><td>√</td><td>√</td><td></td></tr>
<tr><td>预警发布</td><td>√</td><td>√</td><td>√</td><td>√</td><td>√</td><td></td></tr>
<tr><td rowspan="6">应急处置</td><td>应急指挥</td><td>√</td><td></td><td>√</td><td>√</td><td>√</td><td></td></tr>
<tr><td>应急疏散</td><td>√</td><td>√</td><td>√</td><td>√</td><td>√</td><td></td></tr>
<tr><td>应急救援</td><td>√</td><td></td><td>√</td><td>√</td><td>√</td><td></td></tr>
<tr><td>空运伤员</td><td>√</td><td></td><td>√</td><td>√</td><td>√</td><td>√</td></tr>
<tr><td>媒体沟通</td><td>√</td><td></td><td>√</td><td>√</td><td></td><td></td></tr>
<tr><td>信息公开</td><td>√</td><td></td><td>√</td><td>√</td><td>√</td><td>√</td></tr>
<tr><td rowspan="2">应急恢复</td><td>事故调查</td><td></td><td></td><td>√</td><td>√</td><td></td><td></td></tr>
<tr><td>现场恢复</td><td>√</td><td></td><td>√</td><td></td><td></td><td></td></tr>
<tr><td colspan="2">演练评估</td><td>√</td><td>√</td><td>√</td><td>√</td><td>√</td><td>√</td></tr>
</table>

（二）演练方案制定

各参演单位将在演练总体方案的基础上，根据各自的职责和演练科目制定相应的演练子方案。

六、事故情景

演练为期 3 天，调用多种专业救援力量开展人员、设备及其他资源的实战和指挥部推演相结合的全景式综合演练，以此检验化工区综合应急救援能力，为有效应对园区事故灾难打下扎实基础，检验和提升××化工区应急管理的能力和水平，梳理应急响应流程，加强信息分析与共享机制建设，并充分展示中欧应急管理合作项目成果。演练针对化工区自身特点，模拟台风灾害下多种次生灾害并发的极端情况，并设置多种事故灾难场景，包括化工装置火灾、槽车化学品泄漏、水体污染、船体受损化学品泄漏等。

场景一：（科思创聚合物（中国）有限公司，实战演练）

因强台风影响，化工厂卸料区一槽车装卸时罐体翻落并发生泄漏，遇明火起火，火势向南侧储罐区蔓延。

场景二：（巴斯夫化工有限公司，实战演练）

受强台风侵袭，一化工装置剧烈摇晃导致进料管线被拉断，大量有毒气体泄漏，行成爆炸蒸气云，遇火星爆炸，有人员受伤。

场景三：（××孚宝港务有限公司，实战演练）

雨天路滑，一满载危险化学品的槽车与一轿车发生碰撞并侧翻，大量有毒液体泄漏，有人员被困。

场景四：（指挥部推演）

受强台风影响，停靠化工区码头时船舶受损，大量有毒液体倾泻至水体并伴有油料泄漏，造成海水污染。

场景五：（指挥部推演）

一辆液氯槽车与一辆 LPG 车在州工路与天华路交叉路口相撞，导致泄漏，大量有毒蒸气随着东南风加快向北蔓延，威胁化工区北部20万居民，情况十分危险。

七、演练时间节点

第一阶段：筹备启动（3月1日—3月23日）

成立演练工作小组；细化工作目标和计划；参演企业和有关专家确定演练场景，完成初步演练方案。

第二阶段：方案确认（3月24日—4月1日）

参演单位完成演练分方案；演练工作方案、演练方案审核。

第三阶段：组织准备（4月2日—4月30日）

确定演练展示形式和观摩方案；准备演练宣传资料；完成演练观摩的组织与邀请。

第四阶段：演练彩排（5月1日—5月10日）

第五阶段：演练实施（5月11日—5月13日）

八、演练保障

（一）资金保障

演练资金共计××万元，由国家行政学院应急管理培训中心、××化学工业区管委会、××市安监局和参演企业共同承担。合理规划，严格管理，以较少的投入，组织好本次演练。

（二）通信保障

应急救援指挥组及演练导调组的通信联络，后方指挥部和各联动部门负责人的无线电台通信联络，演练图像的摄录、传输和显示，由通信保障组负责。各参演单位内部通信自行负责。

（三）场地保障

演练场地的准备由化工区管委会和三家企业负责。转播观摩场地的准备由综合办和化工区应急响应中心负责。

（四）装备器材保障

参加演练的主要装备包括：指挥装备（指挥车、应急通信车等）、通信装备（对讲机、电台等）、防化装备、槽罐车、消防装备、医疗救护装备、环保监测装备、警用直升机、其他装备等。由参演单位自行解决，确有困难，及时向演习领导小组报告。

九、演练的评估与总结

演练的评估将与演练过程同步。演练评估将由中欧双方专家团队担任。评估方案及评估记录表将另行制定。

演练结束后（5 月 13 日），及时进行演练评估与反馈总结。

第二节　2016 年××市大面积停电联合应急演练总体方案

一、演练目的

为落实国家发展改革委员会办公厅《关于做好国家大面积停电事件应急预案贯彻落实工作的通知》要求，加强各应急联动重点单位应对电力突发事件的应急处置能力，拟由市经济与信息化委牵头主办，电力公司承办“2016 年××市大面积停电演练”。

本次演练目的是通过模拟实战全面检验参演单位的应急队伍的协同处置能力、现场处置能力和快速响应能力。按照处置电网大面积停电事故“预防为主、统一指挥、分工负责、保证重点”的指导思想，有针对性地设计演练场景，在应急处置中提高队伍间的协调配合能力，检查电力应急预案的正确性、针对性和应急措施的可执行性、可操作性，促进电力企业和政府、社会企业的应急联动。

通过应急联合演练，加强应急工作组织领导，提高各单位应急队伍在电力突发事件导致区域停电情况下，检验并完善××市电网大面积停电事故处理的应急机制，形成比较完善的有系统、分层次、上下一致、分工明确、相互协调、信息畅通的应急联动体系。

二、演练的主要任务

（1）检验《××市大面积停电事件应急预案》《国网××市电力公司大面积停电应急预案》、迪士尼园区、金山石化、地铁等应急处置预案有效性、可操作性；

（2）检验××市电力应急机制运作水平，政府、电力企业和社会各界应对区域性电力突发公共事件的组织协调和应急处置能力，进一步完善城市电力应急体系；

（3）检验市电力应急体系下各级应急指挥机构和应急队伍专业处置能力，进一步锻炼队伍，磨合机制，提高综合应急救援能力；

（4）宣传普及电力应急知识和技能，提高社会公众的停电危机意识和应急反应能力，减小灾害损失，防止衍生事故发生，进一步提升市应急救援培训工作的针对性和有效性。

三、演练主要原则

本次联合演练的主要原则是：

1. 安全第一原则

从实战角度出发，最大限度地减小对参演单位正常生产、生活的影响，在精心组织、周密设计、认真准备的基础上，积极稳妥地推进演练工作。

2. 团结协作原则

主办、承办和参演单位应服从大局，听从指挥，恪尽职守，严格按既定程序和计划组织好各项演练工作。

3. 规模适度原则

采取同步演练形式，选取重点用户、企业参演，以适度规模全方位实战演练区域性大面积停电事件处置过程。

4. 注重实效原则

注重对演练过程的总结和结果分析，达到查找差距、持续改进目的；注重新闻宣传报道、培训工作，起到扩大社会影响、强化示范教育的效果。

四、组织机构

主办单位：市经济信息化委、华东能源监管局

指导单位：市应急办

会办单位：市交通委、市公安局110应急指挥中心、市应急救援总队、××国际旅游度假区管理委员会、××化工区管理委员会

承办单位：国网××市电力公司、申通地铁、高桥化工、花园饭店

此次演练工作成立领导小组和工作小组。领导小组由主办、会办和承办单位的领导组成。工作小组接受领导小组领导，由领导小组成员单位相关部门负责人及有关人员组成。

五、演练时间

时间：计划2016年6月7日下午14:00—16:00。

六、演练地点

主会场：市110应急指挥中心。

分会场：市电力公司应急指挥中心、××迪士尼应急指挥中心、金山石化应急指挥中心、申通地铁指挥中心。

同步演练点：电力设施抢修演练点、电网黑启动演练点、迪士尼演练点、高桥石化演练点、地铁演练点、淮海路商圈重点用户演练点。

七、场景设置

本次演练拟设置如下故障：

受自然灾害影响造成××电网特高压等枢纽电力设施受损，××全市范围内大面积停电，对迪士尼园区、××石化区域、××地铁、淮海路商圈重要用户正常运营造成严重影响，形成次生、衍生灾害。

八、演练内容

1. ××主网调度事故处置

演练科目：××电网调度先期处置、闸北燃机黑启动实战演练。

2. 迪士尼度假区停电应急演练

演练科目：电力公司应急发电车紧急支援，电力公司应急抢修队伍开展应急抢修。

3. ××石化区域危化品停电消防演练

演练科目：××石化区域停电后石化区域消防演练、外部电力应急救援演练。

4. 地铁停电应急处置演练

演练科目：迪士尼度假区地铁停电应急处置、地面人员疏散转移演练、消防公安协调救援演练。

5. 淮海路商圈重要用户停电演练

演练科目：花园饭店停电后人员自救演练。

6. ××主网抢修救援演练

演练科目：特高压 1 000 KV 练塘站故障抢修演练。

九、演练方式

演练方式：各应急指挥中心桌面同步演练、各现场演练点实战同步演练。

十、演练推进计划安排

按照国网安质部总体工作部署，××公司高度重视，成立以分管领导为组长的联合演练筹备组，并与××市政府进行前期沟通，商讨各项工作安排：

（1）由××市电力公司就“2016 年××市大面积停电联合应急演练”各项事宜向××市应急办、××市经信委、华东能监局等上级部门做初步汇报，确保与市府各相关部门 2016 年工作计划有效衔接。（2015 年 12 月）

（2）配合××市经信委确定本次联合演练参演单位范围，初步确定国网××市电力公司、××迪士尼、金山石化、申通地铁及淮海路商圈部分单位及重点用户参演。（2016 年 1 月）

（3）由国网××市电力公司按照演练范围初步编制联合演练方案。（2016 年 2 月上旬）

（4）配合市经信委与市交通委、市公安局 110 应急指挥中心、市应急救援总队、××国际旅游度假区管理委员会、××化工区管理委员会等参演单位上级主管部门逐一沟通，确定演练事宜。（2016 年 2 月下旬）

（5）与××迪士尼、金山石化、申通地铁沟通，确定演练科目，进一步细化联合演练方案，并向国网公司和××市政府做初步汇报。（2016 年 3 月上旬）

（6）按照国网公司、××市政府对演练相关工作建议，调整完善联合演练方案，审定后由××市经信委发文。（2016 年 3 月中旬）

（7）国网××市电力公司、××迪士尼、金山石化、申通地铁等参演单位完成演练实施方案和技术保障方案编制。（2016 年 3 月下旬）

（8）××市政府组织召开联合演练启动会。（2016 年 4 月初）

（9）组织专家审定各单位编制的演练实施方案和技术保障方案。

（2016年4月中旬）

（10）各参演单位组织开展分项演练。（2016年4月下旬）

（11）配合市经信委组织各参演单位开展二次以上预演。（2016年5月上、中旬）

（12）针对联合演练预演存在的薄弱环节，各参演单位组织整改。（2016年5月下旬）

（13）配合××市政府、华东能监局组织开展“2016年××市大面积停电联合应急演练”。（2016年6月上旬）

（14）配合××市政府、华东能监局对联合演练情况进行总结评估，制定提升改进计划。（2016年6月中、下旬）

附录 1　国务院《突发事件应急演练指南》

【按：为了搞好应急演练，国务院应急管理办公室发布了《突发事件应急演练指南》。这一指南对于全国应急演练具有指导意义。这里全文收录，供读者参考。】

1. 总则

根据《中华人民共和国突发事件应对法》《国家突发公共事件总体应急预案》和国务院有关规定，为加强对应急演练工作的指导，促进应急演练规范、安全、节约、有序地开展，制定本指南。

1.1　应急演练定义

应急演练是指各级人民政府及其部门、企事业单位、社会团体等（以下统称演练组织单位）组织相关单位及人员，依据有关应急预案，模拟应对突发事件的活动。

1.2　应急演练目的

（1）检验预案。通过开展应急演练，查找应急预案中存在的问题，进而完善应急预案，提高应急预案的实用性和可操作性。

（2）完善准备。通过开展应急演练，检查应对突发事件所需应急队伍、物资、装备、技术等方面的准备情况，发现不足及时予以调整补充，做好应急准备工作。

（3）锻炼队伍。通过开展应急演练，增强演练组织单位、参与单位和人员等对应急预案的熟悉程度，提高其应急处置能力。

（4）磨合机制。通过开展应急演练，进一步明确相关单位和人员的职责任务，理顺工作关系，完善应急机制。

（5）科普宣教。通过开展应急演练，普及应急知识，提高公众风险防范意识和自救互救等灾害应对能力。

1.3 应急演练原则

(1) 结合实际、合理定位。紧密结合应急管理工作实际，明确演练目的，根据资源条件确定演练方式和规模。

(2) 着眼实战、讲求实效。以提高应急指挥人员的指挥协调能力、应急队伍的实战能力为着眼点。重视对演练效果及组织工作的评估、考核，总结推广好经验，及时整改存在问题。

(3) 精心组织、确保安全。围绕演练目的，精心策划演练内容，科学设计演练方案，周密组织演练活动，制订并严格遵守有关安全措施，确保演练参与人员及演练装备设施的安全。

(4) 统筹规划、厉行节约。统筹规划应急演练活动，适当开展跨地区、跨部门、跨行业的综合性演练，充分利用现有资源，努力提高应急演练效益。

1.4 应急演练分类

(1) 按组织形式划分，应急演练可分为桌面演练和实战演练。

①桌面演练。桌面演练是指参演者利用地图、沙盘、流程图、计算机模拟、视频会议等辅助手段，针对事先假定的演练情景，讨论和推演应急决策及现场处置的过程，从而促进相关人员掌握应急预案中所规定的职责和程序，提高指挥决策和协同配合能力。桌面演练通常在室内完成。

②实战演练。实战演练是指参演者利用应急处置涉及的设备和物资，针对事先设置的突发事件情景及其后续的发展情景，通过实际决策、行动和操作，完成真实应急响应的过程，从而检验和提高相关人员的临场组织指挥、队伍调动、应急处置技能和后勤保障等应急能力。实战演练通常要在特定场所完成。

(2) 按内容划分，应急演练可分为单项演练和综合演练。

①单项演练。单项演练是指只涉及应急预案中特定应急响应功能或现场处置方案中一系列应急响应功能的演练活动。注重针对一个或少数几个参与单位（岗位）的特定环节和功能进行检验。

②综合演练。综合演练是指涉及应急预案中多项或全部应急响应功能的演练活动。注重对多个环节和功能进行检验，特别是对不同单位之间应急机制和联合应对能力的检验。

（3）按目的与作用划分，应急演练可分为检验性演练、示范性演练和研究性演练。

①检验性演练。检验性演练是指为检验应急预案的可行性、应急准备的充分性、应急机制的协调性及相关人员的应急处置能力而组织的演练。

②示范性演练。示范性演练是指为向观摩人员展示应急能力或提供示范教学，严格按照应急预案规定开展的表演性演练。

③研究性演练。研究性演练是指为研究和解决突发事件应急处置的重点、难点问题，试验新方案、新技术、新装备而组织的演练。

不同类型的演练相互组合，可以形成单项桌面演练、综合桌面演练、单项实战演练、综合实战演练、示范性单项演练、示范性综合演练等。

1.5　应急演练规划

演练组织单位要根据实际情况，并依据相关法律法规和应急预案的规定，制订年度应急演练规划，按照“先单项后综合、先桌面后实战、循序渐进、时空有序”等原则，合理规划应急演练的频次、规模、形式、时间、地点等。

2.　应急演练组织机构

演练应在相关预案确定的应急领导机构或指挥机构领导下组织开展。演练组织单位要成立由相关单位领导组成的演练领导小组，通常下设策划部、保障部和评估组；对于不同类型和规模的演练活动，其组织机构和职能可以适当调整。根据需要，可成立现场指挥部。

2.1　演练领导小组

演练领导小组负责应急演练活动全过程的组织领导，审批决定演练的重大事项。演练领导小组组长一般由演练组织单位或其上级单位的负责人担任；副组长一般由演练组织单位或主要协办单位负责人担任；小组其他成员一般由各演练参与单位相关负责人担任。在演练实施阶段，演练领导小组组长、副组长通常分别担任演练总指挥、副总指挥。

2.2　策划部

策划部负责应急演练策划、演练方案设计、演练实施的组织协调、演练评估总结等工作。策划部设总策划、副总策划，下设文案组、协调组、控制组、宣传组等。

(1) 总策划。总策划是演练准备、演练实施、演练总结等阶段各项工作的主要组织者，一般由演练组织单位具有应急演练组织经验和突发事件应急处置经验的人员担任；副总策划协助总策划开展工作，一般由演练组织单位或参与单位的有关人员担任。

(2) 文案组。在总策划的直接领导下，负责制定演练计划、设计演练方案、编写演练总结报告以及演练文档归档与备案等；其成员应具有一定的演练组织经验和突发事件应急处置经验。

(3) 协调组。负责与演练涉及的相关单位以及本单位有关部门之间的沟通协调，其成员一般为演练组织单位及参与单位的行政、外事等部门人员。

(4) 控制组。在演练实施过程中，在总策划的直接指挥下，负责向演练人员传送各类控制消息，引导应急演练进程按计划进行。其成员最好有一定的演练经验，也可以从文案组和协调组抽调，常称为演练控制人员。

(5) 宣传组。负责编制演练宣传方案，整理演练信息、组织新闻媒体和开展新闻发布等。其成员一般是演练组织单位及参与单位宣传部门的人员。

2.3 保障部

保障部负责调集演练所需物资装备，购置和制作演练模型、道具、场景，准备演练场地，维持演练现场秩序，保障运输车辆，保障人员生活和安全保卫等。其成员一般是演练组织单位及参与单位后勤、财务、办公等部门人员，常称为后勤保障人员。

2.4 评估组

评估组负责设计演练评估方案和编写演练评估报告，对演练准备、组织、实施及其安全事项等进行全过程、全方位评估，及时向演练领导小组、策划部和保障部提出意见、建议。其成员一般是应急管理专家、具有一定演练评估经验和突发事件应急处置经验的专业人员，常称为演练评估人员。评估组可由上级部门组织，也可由演练组织单位自行组织。

2.5 参演队伍和人员

参演队伍包括应急预案规定的有关应急管理部门（单位）工作人员、

各类专兼职应急救援队伍以及志愿者队伍等。

参演者承担具体演练任务，针对模拟事件场景做出应急响应行动。有时也可使用模拟人员替代未现场参加演练的单位人员，或模拟事故的发生过程，如释放烟雾、模拟泄漏等。

3. 应急演练准备

3.1　制定演练计划

演练计划由文案组编制，经策划部审查后报演练领导小组批准。主要内容包括：

（1）确定演练目的，明确举办应急演练的原因、演练要解决的问题和期望达到的效果等。

（2）分析演练需求，在对事先设定事件的风险及应急预案进行认真分析的基础上，确定需调整的演练人员、需锻炼的技能、需检验的设备、需完善的应急处置流程和需进一步明确的职责等。

（3）确定演练范围，根据演练需求、经费、资源和时间等条件的限制，确定演练事件类型、等级、地域、参演机构及人数、演练方式等。演练需求和演练范围往往互为影响。

（4）安排演练准备与实施的日程计划，包括各种演练文件编写与审定的期限、物资器材准备的期限、演练实施的日期等。

（5）编制演练经费预算，明确演练经费筹措渠道。

3.2　设计演练方案

演练方案由文案组编写，通过评审后由演练领导小组批准，必要时还需报有关主管单位同意并备案。主要内容包括：

3.2.1　确定演练目标

演练目标是需完成的主要演练任务及其达到的效果，一般说明“由谁在什么条件下完成什么任务，依据什么标准，取得什么效果”。演练目标应简单、具体、可量化、可实现。一次演练一般有若干项演练目标，每项演练目标都要在演练方案中有相应的事件和演练活动予以实现，并在演练评估中有相应的评估项目判断该目标的实现情况。

3.2.2　设计演练情景与实施步骤

演练情景要为演练活动提供初始条件，还要通过一系列的情景事件引导演练活动继续，直至演练完成。演练情景包括演练场景概述和演练场景清单。

（1）演练场景概述。要有对每一处演练场景的概要说明，主要说明事件类别、发生的时间地点、发展速度、强度与危险性、受影响范围、人员和物资分布、已造成的损失、后续发展预测、气象及其他环境条件等。

（2）演练场景清单。要明确演练过程中各场景的时间顺序列表和空间分布情况。演练场景之间的逻辑关联依赖于事件发展规律、控制消息和演练人员收到控制消息后应采取的行动。

3.2.3 设计评估标准与方法

演练评估是通过观察、体验和记录演练活动，比较演练实际效果与目标之间的差异，总结演练成效和不足的过程。演练评估应以演练目标为基础。每项演练目标都要设计合理的评估项目方法、标准。根据演练目标的不同，可以用选择项（如：是/否判断，多项选择）、主观评分（如：1—差、3—合格、5—优秀）、定量测量（如：响应时间、被困人数、获救人数）等方法进行评估。

为便于演练评估操作，通常事先设计好评估表格，包括演练目标、评估方法、评价标准和相关记录项等。有条件时还可以采用专业评估软件等工具。

3.2.4 编写演练方案文件

演练方案文件是指导演练实施的详细工作文件。根据演练类别和规模的不同，演练方案可以编为一个或多个文件。编为多个文件时可包括演练人员手册、演练控制指南、演练评估指南、演练宣传方案、演练脚本等，分别发给相关人员。对涉密应急预案的演练或不宜公开的演练内容，还要制订保密措施。

（1）演练人员手册。内容主要包括演练概述、组织机构、时间、地点、参演单位、演练目的、演练情景概述、演练现场标识、演练后勤保障、演练规则、安全注意事项、通信联系方式等，但不包括演练细节。演练人员手册可发放给所有参加演练的人员。

（2）演练控制指南。内容主要包括演练情景概述、演练事件清单、演练场景说明、参演者及其位置、演练控制规则、控制人员组织结构与职责、通信联系方式等。演练控制指南主要供演练控制人员使用。

（3）演练评估指南。内容主要包括演练情景概述、演练事件清单、演练目标、演练场景说明、参演者及其位置、评估人员组织结构与职责、评估人员位置、评估表格及相关工具、通信联系方式等。演练评估指南主要供演练评估人员使用。

（4）演练宣传方案。内容主要包括宣传目标、宣传方式、传播途径、主要任务及分工、技术支持、通信联系方式等。

（5）演练脚本。对于重大综合性示范演练，演练组织单位要编写演练脚本，描述演练事件场景、处置行动、执行人员、指令与对白、视频背景与字幕、解说词等。

3.2.5　演练方案评审

对综合性较强、风险较大的应急演练，评估组要对文案组制订的演练方案进行评审，确保演练方案科学可行，以确保应急演练工作的顺利进行。

3.3　演练动员与培训

在演练开始前要进行演练动员和培训，确保所有演练参与人员掌握演练规则、演练情景和各自在演练中的任务。

所有演练参与人员都要经过应急基本知识、演练基本概念、演练现场规则等方面的培训。对控制人员要进行岗位职责、演练过程控制和管理等方面的培训，对评估人员要进行岗位职责、演练评估方法、工具使用等方面的培训，对参演者要进行应急预案、应急技能及个体防护装备使用等方面的培训。

3.4　应急演练保障

3.4.1　人员保障

演练参与人员一般包括演练领导小组、演练总指挥、总策划、文案人员、控制人员、评估人员、保障人员、参演者、模拟人员等，有时还会有观摩人员等其他人员。在演练的准备过程中，演练组织单位和参与单位应合理安排工作，保证相关人员参与演练活动的时间；通过组织观摩学习和培训，提高演练人员素质和技能。

3.4.2　经费保障

演练组织单位每年要根据应急演练规划编制应急演练经费预算，纳入该单位的年度财政（财务）预算，并按照演练需要及时拨付经费。对经费使用情况进行监督检查，确保演练经费专款专用、节约高效。

3.4.3　场地保障

根据演练方式和内容，经现场勘察后选择合适的演练场地。桌面演练一般可选择会议室或应急指挥中心等；实战演练应选择与实际情况相似的地点，并根据需要设置指挥部、集结点、接待站、供应站、救护站、停车场等设施。演练场地应有足够的空间，良好的交通、生活、卫生和安全条件，尽量避免干扰公众生产生活。

3.4.4 物资和器材保障

根据需要，准备必要的演练材料、物资和器材，制作必要的模型设施等，主要包括：

（1）信息材料：主要包括应急预案和演练方案的纸质文本、演示文档、图表、地图、软件等。

（2）物资设备：主要包括各种应急抢险物资、特种装备、办公设备、录音摄像设备、信息显示设备等。

（3）通信器材：主要包括固定电话、移动电话、对讲机、海事电话、传真机、计算机、无线局域网、视频通信器材和其他配套器材，尽可能使用已有通信器材。

（4）演练情景模型：搭建必要的模拟场景及装置设施。

3.4.5 通信保障

应急演练过程中应急指挥机构、总策划、控制人员、参演者、模拟人员等之间要有及时可靠的信息传递渠道。根据演练需要，可以采用多种公用或专用通信系统，必要时可组建演练专用通信与信息网络，确保演练控制信息的快速传递。

3.4.6 安全保障

演练组织单位要高度重视演练组织与实施全过程的安全保障工作。大型或高风险演练活动要按规定制定专门应急预案，采取预防措施，并对关键部位和环节可能出现的突发事件进行针对性演练。根据需要为演练人员配备个体防护装备，购买商业保险。对可能影响公众生活、易于引起公众误解和恐慌的应急演练，应提前向社会发布公告，告示演练内容、时间、地点和组织单位，并做好应对方案，避免造成负面影响。

演练现场要有必要的安保措施，必要时对演练现场进行封闭或管制，保证演练安全进行。演练出现意外情况时，演练总指挥与其他领导小组成员会商后可提前终止演练。

4. 应急演练实施

4.1 演练启动

演练正式启动前一般要举行简短仪式，由演练总指挥宣布演练开始并启动演练活动。

4.2 演练执行

4.2.1 演练指挥与行动

(1) 演练总指挥负责演练实施全过程的指挥控制。当演练总指挥不兼任总策划时，一般由总指挥授权总策划对演练过程进行控制。

(2) 按照演练方案要求，应急指挥机构指挥各参演队伍和人员，开展对模拟演练事件的应急处置行动，完成各项演练活动。

(3) 演练控制人员应充分掌握演练方案，按总策划的要求，熟练发布控制信息，协调参演者完成各项演练任务。

(4) 参演者根据控制消息和指令，按照演练方案规定的程序开展应急处置行动，完成各项演练活动。

(5) 模拟人员按照演练方案要求，模拟未参加演练的单位或人员的行动，并作出信息反馈。

4.2.2 演练过程控制

总策划负责按演练方案控制演练过程。

(1) 桌面演练过程控制。在讨论式桌面演练中，演练活动主要是围绕所提出问题进行讨论。由总策划以口头或书面形式，部署引入一个或若干个问题。参演者根据应急预案及有关规定，讨论应采取的行动。

在角色扮演或推演式桌面演练中，由总策划按照演练方案发出控制消息，参演者接收到事件信息后，通过角色扮演或模拟操作，完成应急处置活动。

(2) 实战演练过程控制。在实战演练中，要通过传递控制消息来控制演练进程。总策划按照演练方案发出控制消息，控制人员向参演者和模拟人员传递控制消息。参演者和模拟人员接收到信息后，按照发生真实事件时的应急处置程序，或根据应急行动方案，采取相应的应急处置行动。

控制消息可由人工传递，也可以用对讲机、电话、手机、传真机、网络等方式传送，或者通过特定的声音、标志、视频等呈现。演练过程中，控制人员应随时掌握演练进展情况，并向总策划报告演练中出现的各种问题。

4.2.3 演练解说

在演练实施过程中，演练组织单位可以安排专人对演练过程进行解说。解说内容一般包括演练背景描述、进程讲解、案例介绍、环境渲染等。对于有演练脚本的大型综合性示范演练，可按照脚本中的解说词进行讲解。

4.2.4 演练记录

演练实施过程中，一般要安排专门人员，采用文字、照片和音像等手段记录演练过程。文字记录一般可由评估人员完成，主要包括演练实际开始与结束时间、演练过程控制情况、各项演练活动中参演者的表现、意外情况及其处置等内容，尤其要详细记录可能出现的人员“伤亡”（如进入“危险”场所而无安全防护，在规定的时间内不能完成疏散等）及财产“损失”等情况。

照片和音像记录可安排专业人员和宣传人员在不同现场、不同角度进行拍摄，尽可能全方位反映演练实施过程。

4.2.5 演练宣传报道

演练宣传组按照演练宣传方案做好演练宣传报道工作。认真做好信息采集、媒体组织、广播电视节目现场采编和播报等工作，扩大演练的宣传教育效果。对涉密应急演练要做好相关保密工作。

4.3 演练结束与终止

演练完毕，由总策划发出结束信号，演练总指挥宣布演练结束。演练结束后所有人员停止演练活动，按预定方案集合进行现场总结讲评或者组织疏散。保障部负责组织人员对演练场地进行清理和恢复。

演练实施过程中出现下列情况，经演练领导小组决定，由演练总指挥按照事先规定的程序和指令终止演练：（1）出现真实突发事件，需要参演者参与应急处置时，要终止演练，使参演者迅速回归其工作岗位，履行应急处置职责；（2）出现特殊或意外情况，短时间内不能妥善处理或解决时，可提前终止演练。

5. 应急演练评估与总结

5.1 演练评估

演练评估是在全面分析演练记录及相关资料的基础上，对比参演者表现与演练目标要求，对演练活动及其组织过程作出客观评价，并编写演练评估报告的过程。所有应急演练活动都应进行演练评估。

演练结束后可通过组织评估会议、填写演练评价表和对参演者进行访谈等方式，也可要求参演单位提供自我评估总结材料，进一步收集演练组织实施的情况。

演练评估报告的主要内容一般包括演练执行情况、预案的合理性与可操作性、应急指挥人员的指挥协调能力、参演者的处置能力、演练所用设备装备的适用性、演练目标的实现情况、演练的成本效益分析、对完善预案的建议等。

5.2　演练总结

演练总结可分为现场总结和事后总结。

（1）现场总结。在演练的一个或所有阶段结束后，由演练总指挥、总策划、专家评估组长等在演练现场有针对性地进行讲评和总结。内容主要包括本阶段的演练目标、参演队伍及人员的表现、演练中暴露的问题、解决问题的办法等。

（2）事后总结。在演练结束后，由文案组根据演练记录、演练评估报告、应急预案、现场总结等材料，对演练进行系统和全面的总结，并形成演练总结报告。演练参与单位也可对本单位的演练情况进行总结。

演练总结报告的内容包括：演练目的，时间和地点，参演单位和人员，演练方案概要，发现的问题与原因，经验和教训，以及改进有关工作的建议等。

5.3　成果运用

对演练中暴露出来的问题，演练单位应当及时采取措施予以改进，包括修改完善应急预案、有针对性地加强应急人员的教育和培训、对应急物资装备有计划地更新等，并建立改进任务表，按规定时间对改进情况进行监督检查。

5.4　文件归档与备案

演练组织单位在演练结束后应将演练计划、演练方案、演练评估报告、演练总结报告等资料归档保存。

对于由上级有关部门布置或参与组织的演练，或者法律、法规、规章要求备案的演练，演练组织单位应当将相关资料报有关部门备案。

5.5　考核与奖惩

演练组织单位要注重对演练参与单位及人员进行考核。对在演练中表现突出的单位及个人，可给予表彰和奖励；对不按要求参加演练，或影响演练正常开展的，可给予相应批评。

6. 附则

6.1 名词解释

（1）演练情景。指根据应急演练的目标要求，根据突发事件发生与演变的规律，事先假设的事件发生发展过程，一般从事件发生的时间、地点、状态特征、波及范围、周边环境、可能的后果以及随时间的演变进程等方面进行描述。

（2）应急响应功能。突发事件应急响应过程中需要完成的某些任务的集合，这些任务之间联系紧密，共同构成应急响应的一个功能模块。比较核心的应急响应功能包括：接警与信息报送、指挥与调度、警报与信息公告、应急通信、公共关系、事态监测与评估、警戒与治安、人群疏散与安置、人员搜救、医疗救护、生活救助、工程抢险、紧急运输、应急资源调配等。

（3）应急指挥机构。应急预案所规定的应急指挥协调机构，如现场指挥部等。

（4）演练参与人员。参与演练活动的各类人员的总称，主要分为以下几类：

演练领导小组：负责演练活动组织领导的临时性机构，一般包括组长、副组长、成员。

演练总指挥：负责演练实施过程的指挥控制，一般由演练领导小组组长或上级领导担任；副总指挥协助演练总指挥对演练实施过程进行控制。

总策划：负责组织演练准备与演练实施各项活动，在演练实施过程中在演练总指挥的授权下对演练过程进行控制；副总策划是总策划的助手，协助总策划开展工作。

文案人员：指负责演练计划和方案设计等文案工作的人员。

评估人员：指负责观察和记录演练进展情况，对演练进行评估的专家或专业人员。

控制人员：指根据演练方案和现场情况，通过发布控制消息和指令，引导和控制应急演练进程的人员。

参演者：指在应急演练活动中承担具体演练任务，需针对模拟事件场景做出应急响应行动的人员。

模拟人员：指演练过程中扮演、代替某些应急响应机构和服务部门，或模拟事件受害者的人员。

后勤保障人员：指在演练过程中提供安全警戒、物资装备、生活用品等后勤保障工作的人员。

观摩人员：指观摩演练过程的其他各类人员。

（5）演练控制消息。指演练过程中向演练人员传递的事件信息，一般用于提示事件情景的出现、引导和控制演练进程。

（6）演练规划。指演练组织单位根据实际情况，依据相关法律法规和应急预案的规定，对一定时期内各类应急演练活动作出的总体计划安排，通常包括应急演练的频次、规模、形式、时间、地点等。

（7）演练计划。指对拟举行演练的基本构想和准备活动的初步安排，一般包括演练的目的、方式、时间、地点、日程安排、经费预算和保障措施等。

（8）演练方案。内容一般包括演练目标、演练情景、演练实施步骤、评估标准与方法、后勤保障、安全注意事项等。

（9）演练评估。由专业人员在全面分析演练记录及相关资料的基础上，对比参演者表现与演练目标要求，对演练活动及其组织过程作出客观评价，并编写演练评估报告。

6.2 适用范围

本指南适用于各级、各类应急管理领导机构组织开展突发事件应急演练时参考。并可结合本地区、本部门、本行业、本单位的实际情况制定具体的应急演练操作细则。

附录 2 《北京市突发事件应急演练实施指南》

【按：为了搞好应急演练，一些省市发布了本地应急演练指南。北京市颁布的应急演练指南内容比较全面，这里全文收录，供读者参考。】

1. 总则

根据《中华人民共和国突发事件应对法》、《北京市实施〈中华人民共和国突发事件应对法〉办法》以及《国家突发公共事件总体应急预案》、国务院应急办《突发事件应急演练指南》、《北京市突发事件总体应急预案》、《北京市突发事件应急演练管理办法》等法律法规和有关规定，为加强对应急演练实施工作的指导，增强应急演练的针对性和实效性，促进应急演练规范、安全、节约和有效地开展，制定本指南。

1.1 应急演练定义、分类

应急演练是指各级人民政府及其部门、企事业单位、社会团体等（以下统称应急演练主办单位）组织相关单位及人员，依据有关应急预案，模拟应对突发事件的活动。

应急演练类型按组织形式划分，可分为桌面应急演练和实战应急演练；按内容划分，可分为单项应急演练和综合应急演练；按目的与作用划分，可分为检验性应急演练、示范性应急演练和研究性应急演练。

1.2 应急演练目的

检验预案、完善准备、锻炼队伍、磨合机制、科普宣教、发现问题、改进工作，提升突发事件应对能力。

1.3 应急演练实施工作原则

（1）贴近实战。应急演练主办单位在认真总结以往开展突发事件处置和应急演练工作经验的基础上，围绕本系统、本地区突发事件发生发展规律和面临的主要风险，从应对突发事件的实战出发，实施应急演练，提高突发事件专业处置能力。

（2）注重实效。通过组织开展应急演练，发现和改进应急管理工作存在的突出问题，提高应急指挥人员的决策指挥能力，提高相关部门的协同配合能力，提升突发事件处置过程中的舆论宣传能力。

（3）厉行节约。统筹规划应急演练活动，根据实际情况和需要，充分利用现有资源，开展跨地区、跨部门、跨行业的综合性演练，积极倡导开展桌面演练和演练评估工作，努力提高应急演练效益。

（4）保证安全。周密组织演练活动，制订并严格遵守有关安全措施，确保演练参与人员及演练装备设施的安全，确保社会公众的安全。

1.4 应急演练实施基本流程

应急演练实施基本流程包括计划、准备、实施、评估总结、改进等五个阶段。

1.5 适用范围

本指南适用于指导本市各级人民政府及其部门组织开展应急演练活动，可结合本系统、本地区、本单位的实际情况制定具体的操作细则。企事业单位、社会团体等组织开展应急演练活动时可参照执行。

2. 计划阶段

计划阶段是指应急演练主办单位依据年度应急演练工作规划，在每次开展应急演练前提出工作计划，报请有关领导审批的阶段。主要任务是梳理开展应急演练的需求，确定任务，提出应急演练基本构想与初步安排，起草应急演练工作计划并报批等。

2.1 梳理需求

根据应急演练年度规划和实际工作需要，针对存在的主要风险和工作不足，梳理举办应急演练的需求，确定需进一步明确的职责、需完善的应急处置工作流程和指挥调度程序、需锻炼的技能和需检验的设备等，提出应急演练初步内容。

2.2 确定任务

根据应急演练内容，确定应急演练的背景事件类型、等级、发生地域、参演单位及人数、演练方式等。细化确定应急演练各阶段主要任务和完成时限，包括应急演练相关文件编写与审定的期限、物资器材准备的期限、应急演练实施的拟定日期等。

2.3 起草计划

起草应急演练工作计划，内容包括：应急演练工作原则与目的、内容与方式、时间与地点、应急演练组织机构构成、应急演练场景与工作流程、参演单位及职责、经费预算与保障措施等。

2.4 计划审批

工作计划完成后，按照《北京市突发事件应急演练管理办法》有关要求，报有关领导审核批准。对于跨部门、跨系统、跨领域综合性应急演练，或者涉及驻京军队、武警参与的应急演练工作计划，在有关领导批准后应向市应急办备案。

3. 准备阶段

准备阶段是指报请有关领导批准后至应急演练正式实施前的阶段，主要任务是成立应急演练组织机构，起草应急演练工作方案，编制应急演练工作脚本，做好人员与技术等各项保障准备工作，制定应急演练评估工作方案，进行必要的培训和预演等。

3.1 成立组织机构

应急演练应在相关应急预案或处置工作方案确定的应急领导机构或指挥机构领导下组织开展，依据应对突发事件的实际工作要求来确立应急演练的组织指挥体系。在与相关单位协商基础上，由应急演练主办单位负责组建有相关单位领导参与的应急演练领导小组和应急演练执行指挥部。

对于不同类型和规模的应急演练活动，其组织机构和职能可适当调整。在应急演练准备过程中，应急演练组织机构的设置、参演单位和分工、人员配备等，可根据实际需要随时调整，在应急演练方案批准后，应急演练组织机构得以最终确立。

3.1.1 领导小组

负责应急演练活动全过程的组织领导，负责部署、检查、指导和协调应急演练各项筹备工作，并审批决定应急演练重大事项。应急演练领导小组组长一般由应急演练主办单位或其上级单位负责人担任；副组长一般由应急演练主办单位或主要协办单位相关负责人担任；成员一般由各参演单位相关负责人担任。

3.1.2 执行指挥部

负责具体组织、策划、实施应急演练相关工作。设总指挥一人，副总指挥若干人，成员为参演单位主管负责同志。总指挥一般由主办单位主管负责同志担任，副总指挥一般由主要参与单位的主管负责同志担任。根据需要可设总体策划和现场导调组、技术保障组、安保后勤组、演练评估组和新闻宣传组等。

（1）总体策划和现场导调组。负责策划、制定应急演练工作方案，负责各项准备工作的组织和协调，负责制定应急演练当日活动方案，负责应急演练现场的总体指挥调度和应急演练的总结等工作。设组长一人，副组长若干人，成员包括各参演单位负责同志和具体工作人员。组长是应急演练准备、实施、总结等阶段各项工作的主要组织者，一般由应急演练主办单位具有突发事件应急处置工作经验的人员担任；副组长协助组长开展工作，一般由应急演练主办单位或参演单位的有关人员担任。

（2）技术保障组。负责保障应急演练可能涉及的有线通信、无线调度、视频会议、移动指挥、图像信息管理、应急信息管理系统、现场显示大屏等技术支撑系统的正常运转，并参与应急演练技术系统调度工作；可根据应急演练工作方案拟订应急演练技术支持脚本。设组长一人，成员包括各相关单位负责同志和具体工作人员。

（3）安保后勤组。负责制定安保后勤工作方案，负责演练当天交通秩序维护、安全保卫与引导工作，并做好预演和应急演练期间消防、卫生、供水、餐饮等各项保障工作。市级重大演练活动可由属地区县具体负责，主办单位需提供资金保障。设组长一人，副组长若干人，成员包括各参演单位负责同志和具体工作人员。

（4）演练评估组。负责根据应急演练工作方案，起草应急演练评估工作方案和评估报告，对演练准备、组织、实施及其安全事项等进行全过程、全方位评估，发现应急演练中存在的问题，及时向演练领导小组、总体策划和现场导调组提出意见或建议。应急演练评估组可由上级部门组织，也可由应急演练主办单位自行组织，或邀请第三方专家或机构负责组织。设组长一人，成员若干人，包括应急管理专家、具有突发事件应急处置经验和一定应急演练评估经验的专业人员。

（5）新闻宣传组。负责与市或区县宣传部门沟通，起草应急演练新闻宣传工作方案和新闻通稿，组织新闻媒体开展相关信息采集与新闻报道工作，负责制作应急演练录像片、画册等宣传资料。设组长一人，成员包括应急演练主办单位、参演单位新闻宣传部门负责同志及相关媒体工作人员。

3.1.3 参演单位和人员

参演单位包括应急预案规定的相关应急管理部门与单位，各类专兼职应急队伍以及应急志愿者队伍等。

参演者承担应急演练具体任务，针对突发事件模拟场景做出应急响应行动。

参演单位应成立演练现场处置组。现场处置组根据应急演练工作方案及实际处置工作需要制订现场处置工作程序，并按照总体策划和现场导调组的指令，组织参演者按照应急预案和现场处置工作程序做出应急响应行动。

3.2 制定应急演练工作方案

应急演练工作方案是对整个应急演练活动的详细安排，由总体策划和现场导调组负责起草，在与相关单位沟通确认并组织专家评审后，报请应急演练总指挥批准。工作过程包括：确定应急演练目标，设计应急演练场景和工作流程，起草应急演练工作方案，工作方案评审和报批等。

3.2.1 确定目标

应急演练目标是需完成的主要任务及其达到的效果，应明确“由谁在什么条件下完成什么任务，依据什么标准，取得什么效果”。应急演练目标应简单、具体、可量化、可实现。一次应急演练一般有若干项应急演练目标，每项目标都要在应急演练工作方案中有相应的事件和应急演练活动予以实现，并在应急演练评估中有相应的评估项目判断该目标的实现情况。

总体策划和现场导调组召集有关方面和人员，商讨确认应急演练目标以及各参演单位的目标，以及为确保应急演练目标实现，而在应急演练场景设计、评估标准和方法确立、技术保障及对应急演练场地选取等方面的要求。

3.2.2 设计场景

通过收集相关素材，确定原生突发事件类型，为应急演练活动提供初始条件。结合应急演练目标，设计一系列情景事件，确认应急演练各场景的细节，并在应急演练组织过程中根据实际情况不断修改完善，引导应急演练活动直至完成。

应急演练场景包括场景概述和场景清单。

（1）应急演练场景概述。要对每一处应急演练场景进行概要说明，主要说明事件类别、发生时间地点、发展速度、强度与危险性、受影响范围、已造成的损失、后续发展预测、气象及其他环境条件、抢险队伍和物资分布等。

（2）应急演练场景清单。要明确应急演练过程中各场景的时间顺序列表和空间分布情况。应急演练场景之间的逻辑关联依赖于事件发展规律、调度信息和参演者收到调度信息后应采取的行动。

3.2.3 设计流程

按照突发事件的发展规律，将所有情景事件及相应处置行动按照时间顺序有机衔接，设计过程包括：确定事件之间的演化衔接关系，确定各事件的发生与持续时间，确定各参演单位和角色在各场景中的期望行动以及期望行动之间的衔接关系，确定所需注入的信息及其注入形式。

3.2.4 起草工作方案

应急演练工作方案内容包括：指导思想、工作原则、演练目的、演练场景、演练时间地点、主办和承办单位、组织体系、参演单位及职责、参演力量安排、演练流程、其他准备事项、工作要求及有关附件等。

3.2.5 工作方案评审和报批

应急演练工作方案起草完成后，按照《北京市突发事件应急演练管理办法》规定要求，报请有关领导审批。对综合性较强或风险较大的应急演练，在方案报批之前，应组织相关专家进行评审，确保方案科学、安全、可行。

3.3 编制应急演练工作脚本

根据应急演练目的、内容和形式可选择编制应急演练脚本。应急演练脚本是应急演练工作方案的具体操作手册，控制应急演练时间进程，对应急演练场景和响应程序进行详细说明，一般采用表格形式，以应急演练流程的各关键节点为骨干，描述应急演练的场景、起止时间、执行人员、处置行动、指令与对白、适时选用的技术设备、视频画面与字幕、解说词等。

3.4 制定评估工作方案

应急演练评估是通过观察、体验和记录演练活动，比较应急演练实际效果与目标之间的差异，总结应急演练成效和不足的过程。

应急演练评估可采用选择项法（如：是/否判断，多项选择）、主观评分法（如：1—差、3—合格、5—优秀）、定量测量法（如：响应时间、被困人数、获救人数）等多种方法进行。为便于评估操作，可事先设计评估表格，内容包括应急演练目标、评估方法、评价标准与相关记录项等。有条件的还可以采用专业评估软件等工具。

演练评估组召集有关单位和人员，以应急演练目标为基础，根据应急演练场景、流程中的关键节点与处置工作要点，研究确定应急演练评估的考核要点、评估标准和方法，制定评估工作方案。

评估工作方案主要内容包括：应急演练目标、应急演练场景清单及说明、评估人员组织结构与职责、评估人员位置、评估表格及相关工具、通信联络方式等。

3.5 落实各项保障工作

做好人员、技术、场地、物资、器材、经费、安全和观摩活动安排等各项保障工作，以保障应急演练活动的安全顺利实施。

3.5.1 人员保障

应急演练现场主要由导调人员、参演者、保障人员、评估人员、新闻工作者和观摩人员等六类人员构成。各类人员应佩戴特定标识，在应急演练现场给予区分与管理。

3.5.2 技术保障

由技术保障组根据应急演练工作方案，预先设计技术保障工作方案，保障应急演练所涉及的各类技术支撑系统的正常运转。当工作流程发生变化后，技术保障方案也需相应进行调整。

3.5.3 场地保障

根据应急演练方式和内容，选择合适的应急演练场地。场地要求有足够的空间，良好的交通和安全条件，尽量避免干扰公众生产生活。对于实战演练，可根据需要在演练场地内设置现场指挥部、集结点、观摩台、救护站、停车场等设施与标识。

3.5.4　物资和器材保障

根据需要，准备必要的应急演练材料、物资和器材。对于实战演练，可视情搭建必要的模拟场景及装置设施等；对于桌面演练，可视情准备用于场景展示的多媒体文件或计算机模拟推演系统等。

3.5.5　经费保障

应急演练主办单位每年要根据应急演练规划安排应急演练经费预算，纳入本单位年度预算，并按照应急演练工作计划和方案科学核算与使用经费。财务部门应对经费使用情况进行监督检查，确保应急演练经费专款专用、节约高效。

3.5.6　安全保障

应急演练领导小组应加强对安全措施的督促、检查和指导，把安全思想贯穿应急演练实施全过程。应急演练主办单位应高度重视应急演练期间的安全保障工作。在应急演练工作方案起草过程中，应充分考虑应急演练实施中可能面临的各种风险，制定必要的安全保障方案或专门应急预案，并针对应急演练过程中可能引发突发事件的关键部位或重点环节，采取相应的安全工作措施或进行针对性的应急演练。

应急演练当天，安保后勤组加强应急演练现场管控，防止无关人员进入，保证现场安全。对可能影响公众生活、易引起公众误解和恐慌的应急演练，应提前向社会发布公告，告示演练内容、时间、地点和组织单位，并做好应对方案，避免造成负面影响。对涉密应急预案的演练或不宜公开的内容，需要制订严格的保密措施，防止因工作不当，出现泄密事件。

3.5.7　观摩活动安排

应急演练主办单位可邀请相关单位领导和人员观摩应急演练。市专项应急指挥部主办的应急演练，除邀请本系统人员观摩外，应邀请本指挥部相关成员单位和区县代表观摩应急演练，扩大宣传教育效果。

需要请上级领导观摩的应急演练工作方案被批准后，应急演练主办单位应根据确定的应急演练时间安排，提前起草领导活动安排，包括演练名称、主办与协办单位名称、演练时间、地点、参加观摩领导名单、活动议程、主持人、新闻单位、注意事项等内容。

3.6　培训

在应急演练实施前，要对所有参演者进行培训，明确自身角色和职责，保证应急演练活动安全顺利实施。可根据实际需要，分别对导调人员进行岗位职责、应急演练过程控制和管理等培训；对评估人员进行岗位职责、应急演练评估方法、工具使用等培训；对参演者进行应急预案、应急技能及个体防护装备使用、应急演练现场规则及安全要求等培训。

3.7 预演

为保证正式应急演练效果，在前期培训的基础上，于应急演练正式实施前，可安排一次或多次预演。对于大型综合性实战演练，可按照先易后难、先分解后合练、循序渐进的原则，采取室内桌面推演、现场单项预演、应急演练场景分阶段推演、现场集体合练等形式，检查验证应急演练的局部或全部工作环节，强化参演单位与人员的协同配合意识，查找问题和不足，动态改进应急演练工作方案和脚本。检验性或研究性演练一般不进行预演。

4. 实施阶段

实施阶段是指正式应急演练开始至结束的阶段，主要任务是提前检查装备与通信器材，进行情况说明与动员，按照应急演练工作方案，启动应急演练，有序推进各个场景，完成各项应急演练活动，妥善处理各类突发情况，宣布结束与意外终止应急演练，并开展现场点评等。

4.1 设备检查

应急演练实施当天，参演单位相关人员应提前到达现场，对应急演练所用各类设施、设备进行全面检查和调试，保证处于正常工作状态。

4.2 情况说明和动员

应急演练正式开始前，对所有参演者进行情况说明和简短动员，使其了解应急演练规则、应急演练场景、各自的岗位职责和注意事项。实战应急演练可在各集结场地分头进行。桌面应急演练可在播放应急演练场景展示多媒体文件前进行。

4.3 启动

应急演练启动一般要举行简短仪式，由应急演练总指挥宣布应急演练开始并启动应急演练活动。应急演练目的作用不同，应急演练启动形式也不同。示范性应急演练一般由应急演练总指挥或应急演练主办单位领导宣布启动应急演练活动。检验性和研究性应急演练，既可以由应急演练总指挥宣布启动，也可以在到达应急演练时间节点或应急演练场景出现后，自行启动。

4.4 执行

应急演练在实施时主要有两种执行形式：实战应急演练和桌面应急演练。

4.4.1 实战应急演练执行

（1）总体策划和现场导调组负责应急演练实施全过程的指挥控制。对于检验性和研究性实战应急演练，一般由总体策划和现场导调组组长对应急演练过程进行控制。

（2）通过传递信息指令来控制应急演练进程。总体策划和现场导调组组长按照应急演练工作方案发出信息指令，导调人员向参演单位和人员以及模拟人员传递信息。

（3）信息指令可由人工传递，也可以用对讲机、电话、手机、传真机、网络等方式传送，或者通过特定声音、标志与视频等呈现。

（4）应急演练导调人员应充分掌握应急演练工作方案，按照应急演练工作方案规定程序，熟练发布控制信息，调度参演单位和人员完成各项应急演练任务。应急演练过程中，导调人员应随时掌握应急演练进展情况，并向总体策划和现场导调组组长报告应急演练中出现的各种问题。

（5）各参演单位和人员，根据导调信息和指令，依据应急演练工作方案规定流程，按照发生真实事件时的应急处置程序，采取相应的应急处置行动。

（6）模拟人员按照应急演练方案要求，做出信息反馈。

（7）演练评估组跟踪参演单位和人员的响应情况，进行成绩评定并做好记录。

4.4.2 桌面应急演练执行

在桌面演练过程中，总体策划和现场导调组按照应急演练方案发出信息指令后，参演单位和人员依据接收到的信息，通过分组（各组可按应急预案扮演不同角色）回答问题或模拟推演的形式，完成应急处置活动。通常按照五个环节循环往复进行：

（1）注入信息。总体策划和现场导调组通过多媒体文件、沙盘、消息单等多种形式向参演单位和人员展示应急演练场景，展现突发事件发生发展情况。

（2）提出问题。在每个演练场景中，由总体策划和现场导调组在场景展现完毕后根据应急演练方案提出一个或多个问题，或者在场景展现过程中自动呈现应急处置任务，供应急演练参与人员根据各自角色和职责分工展开讨论。

（3）分析决策。根据总体策划和现场导调组提出的问题或所展现的应急决策处置任务及场景信息，组织开展思考讨论，形成处置决策意见。

（4）表达结果。在组内讨论结束后，各组代表按要求提交或口头阐述本组的分析决策结果，或者通过模拟操作与动作展示应急处置活动。

（5）现场点评。各组分析决策结果表达结束后，总体策划和现场导调组可进行点评。然后接着注入新的信息，推动整个应急演练活动依照应急演练方案逐步推进。

4.4.3 解说

应急演练主办单位可以安排专人对应急演练过程进行解说。解说内容一般包括应急演练背景描述、进程讲解、应急组织体系建设情况及应急能力准备情况介绍、案例介绍、环境渲染等。对于有应急演练脚本的综合性应急演练，可按照脚本进程和场景，提前准备好相关背景资料的解说词，随时进行插播讲解。

4.4.4 记录

应急演练实施过程中，一般要安排专门人员，采用文字、摄影、摄像和录音等手段，全程采集应急演练相关资料。文字记录可由演练评估组负责，主要包括应急演练实际开始与结束时间、应急演练过程控制情况、各项应急演练活动中参演者的表现、意外情况及其处置等内容，尤其要详细记录可能出现的人员“伤亡”（如进入“危险”场所而无安全防护，在规定时间内不能完成疏散等）及财产“损失”等情况。

摄影、摄像记录可安排专业人员或宣传部门人员在不同现场、不同角度进行拍摄，尽可能全方位反映应急演练实施过程。

4.4.5 宣传报道

新闻宣传组按照应急演练宣传工作方案，认真做好信息采集、媒体组织、广播电视节目现场采编与播报等工作，扩大应急演练的宣传教育效果。同时，对涉密内容应做好相关保密工作。

4.5 结束与意外终止

应急演练完毕，由总体策划和现场导调组组长发出结束信号，应急演练总指挥或总体策划和现场导调组组长宣布应急演练结束。应急演练结束后所有人员停止应急演练活动，按预定方案集结，进行现场点评。

在应急演练实施过程中出现以下情况时，由应急演练总指挥按照事先规定的程序和指令终止应急演练：出现真实突发事件，需要参演者参与应急处置时，立即终止应急演练，使参演者迅速回归工作岗位，履行应急处置职责；出现特殊或意外情况，短时间内不能妥善处理或解决时，可提前终止应急演练。

安保后勤组负责组织人员对应急演练场地进行清理和恢复。

4.6 现场点评

当应急演练活动结束时，在应急演练现场组织专家和参会领导，对应急演练总体情况、取得效果、参演队伍表现、存在问题和意见建议等情况进行点评，为撰写评估报告和总结报告提供素材。

5. 评估总结阶段

评估总结阶段是指应急演练结束后至完成总结报告的阶段，主要任务是客观评价应急能力，查找问题不足，全面分析应急演练取得的效果等。

5.1 评估

所有应急演练活动都应开展应急演练评估工作，并作为一项重要内容。全面分析应急演练记录及相关资料，对应急演练目标实现情况及其组织过程做出客观评价，并起草应急演练评估报告。

5.1.1 召开评估人员碰头会

应急演练结束后，演练评估组应尽快召开应急演练评估人员碰头会，汇总情况、收集信息（包括现场点评情况）、讨论交流意见建议，确定评估报告框架与内容。

5.1.2 起草评估报告

演练评估组负责起草评估报告，经征求所有参演单位意见后，提交应急演练主办单位。

评估报告内容应包括演练执行情况、预案合理性与可操作性、应急指挥人员指挥协调能力、参演者处置能力、演练所用设备装备适用性、演练目标实现情况、演练成本效益分析、客观存在的问题、对完善应急预案及改进相关工作的建议等。

5.2 总结

应急演练总结可分为阶段总结和事后总结。阶段总结是指在应急演练举办过程中，当一个阶段结束后，及时总结前一阶段情况，协调和处理下一阶段有关事项，保证应急演练正常有序推进。事后总结指在应急演练结束后，进行全面系统的总结。工作过程包括起草总结报告、召开总结会等。

5.2.1 起草总结报告

应急演练主办单位负责收集汇总各单位的意见建议，修改完善总结报告。总结报告内容应包括应急演练基本情况和特点、主要收获和经验、存在问题及原因、工作改进意见及建议等。

5.2.2 召开总结会议

在应急演练结束后一个月内，由应急演练主办单位召集所有参演单位召开总结会议，并应在召开总结会之前完成应急演练总结报告初稿起草工作，作为上会材料。各参演单位从自身角度分析总结应急演练的经验和教训，提出改进意见和建议。

5.3 资料归档与备案

每次应急演练活动完成后，应急演练主办单位应及时收集、汇总并归档应急演练相关资料，主要包括工作计划、工作方案、总结评估报告以及图片、影像等资料。

对于由上级有关部门布置或参与组织的，以及法律、法规和有关规章要求备案的应急演练，应急演练主办单位应将相关资料及时报有关部门备案。凡有国家领导人、国家有关部门领导出席的或有市领导出席的应急演练活动，以及具有一定示范意义的应急演练活动，演练主办单位应及时将应急演练信息和相关总结材料报市应急办，市应急办将在“北京应急网”上发布或择优刊登《应急管理动态》、汇编全市年度应急演练示范材料，加强成果交流，提高全市应急演练组织工作水平。

6. 改进阶段

改进阶段是指召开应急演练总结会后，对照应急演练工作中暴露出的问题，进行改进提高的阶段。主要任务是改进自身工作，明确近期、中期与远期的改进工作任务，修订完善应急预案，进行督查与反馈等。

6.1 改进提高

应急演练主办单位和参演单位按照改进计划，及时采取措施，在规定时限内完成各项改进工作任务，包括修改完善应急预案、对应急物资装备更新、有针对性地进行人员教育培训等。

6.2 督查反馈

应急演练主办单位和参演单位应指派专人，按规定时限监督检查整改情况，确保暴露出的问题得到及时纠正，各项改进工作真正落到实处。

7. 附则

本指南由市应急办负责制定、解释和修订。

附录 3 《地震应急演练指南》

【按：为了搞好应急演练，一些专业部门发布了专项应急演练指南。地震应急演练是我国较早开展的应急演练形式，这里给出的是中国地震局 2011 年 7 月 15 日发布的《地震应急演练指南》，可供读者参考。】

1. 总则

为加强对地震应急演练工作的指导，促进演练工作规范、安全、节约、有序地开展，根据《中华人民共和国防震减灾法》《国家地震应急预案》《突发事件应急演练指南》等有关规定，制定本指南。

1.1 演练目的

（1）检验预案。查找地震应急预案及相关预案中存在的问题，完善预案，提高预案的针对性、实用性和可操作性。

（2）完善准备。检查应对地震事件所需应急救援队伍、物资、装备、技术等方面的准备情况，发现不足及时予以调整补充，做好应急准备工作。

（3）锻炼队伍。检查演练组织单位、参与单位和人员等对预案的熟悉程度，提高其应急处置能力。

（4）磨合机制。进一步明确相关单位和人员的职责任务，理顺工作关系，完善应急机制。

（5）科普宣教。普及地震应急知识，提高公众地震风险的防范意识、防震避险和自救互救等应对能力。

1.2 演练原则

（1）结合实际，合理定位。紧密结合地震应急管理工作实际，明确演练目的，根据资源条件确定演练方式和规模。

（2）着眼实战、讲求实效。着眼于提高地震应急指挥人员的指挥协调能力、应急救援队伍的实战能力、专业部门的处置能力和群众自救互救能力。重视演练效果及组织工作的总结和评估。

（3）精心组织、确保安全。围绕演练目的，精心策划演练内容，科学设计演练方案，周密组织演练活动。制订并严格遵守有关安全措施，确保演练安全和社会稳定。

（4）统筹规划、厉行节约。统筹规划演练活动，充分利用现有资源，努力提高演练效益。

1.3 演练分类

地震应急演练按组织单位划分，可分为政府演练、部门演练、企事业单位演练、基层组织演练；按演练形式划分，可分为桌面演练和实战演练；按演练内容划分，可分为单项演练和综合演练；按演练目的与作用划分，可分为检验性演练、示范性演练和研究性演练。

将不同形式、不同内容、不同目的与作用的演练相互组合，可以形成不同单位组织的单项桌面演练、综合桌面演练、单项实战演练、综合实战演练、示范性单项演练、示范性综合演练等。

1.4 演练规划

演练组织单位要根据相关法律法规和应急预案的规定，结合实际情况，制订应急演练规划，按照“先简单后复杂、循序渐进、时空有序”等原则，合理规划应急演练的目标、形式、内容、规模、频次、时间、地点，以及经费筹措渠道和保障措施等。

2. 演练内容

演练组织单位可根据本地区、本单位的实际情况以及演练形式和目的作用的不同，参考以下内容组织演练。

2.1 应急启动

主要包括：地震信息速报、灾情快速获取、灾害级别与响应级别研判、应急响应启动、先期通信交通保障、应急救援队伍调集等。

2.2 应急指挥

主要包括：应急指挥机构运作、重大决策部署传达贯彻、抗震救灾工作部署、技术系统辅助决策、救援力量和物资装备调运、现场应急指挥协调、应急结束研判与发布等。

2.3 灾情收集与报送

主要包括：灾情侦查与获取、灾情分析与评估、灾情汇集与上报、抗震救灾需求报告等。

2.4 人员搜救

主要包括：现场调配抢险救援力量和装备、搜索与营救被困人员、紧急救治与运送伤员等。

2.5 自救互救

主要包括：被困人员紧急避险和自救、互救，地震志愿者队伍开展救援行动等。

2.6 疏散安置

主要包括：应急避难场所启用、帐篷和生活必需品调运、被困人员紧急疏散、转移和安置等。

2.7 医疗救治和卫生防疫

主要包括：医学救援队伍组织调遣、医疗器械和药品调集、受伤人员救治和转移后送、饮用水源和食品监测、传染病监控和卫生防疫等。

2.8 基础设施保障

主要包括：公路、桥梁、隧道等交通设施和供电、供水、供气、通信等设施抢修维护等。

2.9 地震监测

主要包括：地震台网监测、现场流动观测、地震趋势判定、震情信息报送等。

2.10 灾害调查评估

主要包括：地震烈度、灾区范围、建构筑物和基础设施破坏程度、人员伤亡数量、地震灾害损失评估、地震宏观异常现象、各种地震地质灾害、发震构造、工程结构震害特征、地震社会影响等调查，以及科学考察等。

2.11 次生灾害防范与处置

主要包括：火灾、水灾、危化品、毒气、地质灾害监控与处置，以及水库和饮用水源安全保障、污染物防控、环境监控和核设施安全保障等。

2.12 社会治安维护

主要包括：社会治安维护与打击违法犯罪活动、交通秩序维护、要害部门和重要场所警戒等。

2.13 新闻及信息发布与宣传

主要包括：震情灾情信息发布、抗震救灾新闻宣传报道、国内外舆情收集、分析和引导、国外新闻媒体采访报道组织安排等。

2.14 应急保障

主要包括：物资、装备、通信、电力、交通等抗震救灾保障。

3. 演练准备

3.1 成立演练组织机构

演练应在地震应急预案确定的应急领导机构或指挥机构领导下组织开展。演练之前，演练组织单位要成立由相关单位领导组成的演练领导小组，通常下设策划部、保障部和评估组。对于不同类型和规模的演练活动，其组织机构和职能可以适当调整。根据需要，可成立演练现场领导机构或指挥机构。

3.1.1 领导小组

负责演练活动全过程的组织领导，审批决定演练的重大事项。演练领导小组组长一般由演练组织单位或其上级单位的负责人担任，副组长一般由演练组织单位或主要协办单位负责人担任，领导小组其他成员一般由各演练参与单位相关负责人担任。在演练实施阶段，演练领导小组组长、副组长通常分别担任演练总指挥、副总指挥。

3.1.2 策划部

负责应急演练策划与演练方案设计、演练动员与培训、演练实施的组织协调、演练总结评估等工作。策划部负责人一般由演练组织单位具有应急演练组织经验和地震应急工作经验的人员担任，组织协调演练准备、演练实施、演练总结等阶段各项工作。策划部设总策划、副总策划，下设文案组、协调组、控制组和宣传组等。

文案组。负责制定演练计划、设计演练方案、编写演练总结报告，以及演练文档归档与备案等。

协调组。参与设计演练方案，负责与演练参与单位以及本单位有关部门之间的沟通协调。

控制组。参与设计演练方案，在演练实施过程中，负责向演练人员传送各类控制信息，引导应急演练进程按计划进行。

宣传组。负责设计演练宣传方案，整理演练信息、组织新闻媒体和开展新闻发布等。

3.1.3 保障部

负责设计演练保障方案，协调演练所需物资装备，购置和制作演练模型、道具、场景，准备演练场地，维持演练现场秩序，保障运输车辆，保障人员生活和安全保卫等。

3.1.4 评估组

评估组可由上级部门组织，也可由演练组织单位自行组织。负责评审演练方案、设计演练评估方案、编写演练评估报告，对演练准备、组织、实施及其安全事项等进行全过程、全方位评估，及时向演练领导小组、策划部和保障部提出意见、建议。

3.1.5 参演人员

包括地震应急预案规定的有关应急部门（单位）应急指挥人员和管理人员、地震现场应急队伍、地震灾害紧急救援队伍和公安消防、矿山和危化品救护、紧急医学等可从事地震抢险救灾队伍，以及各类工程抢险救灾队伍、地震志愿者队伍和社会公众（学生）等。参演人员承担具体演练任务，针对模拟地震事件场景作出应急响应行动。有时可使用模拟人员代替未参加现场演练的单位的人员，或模拟地震事件发生过程中，如释放烟雾、气体泄漏、电力中断、被压埋群众等。

3.2 制定演练计划

演练计划由策划部制定后报演练领导小组批准。主要内容包括：

（1）确定演练目的，明确举办演练的原因、演练要解决的问题和期望达到的效果等。

（2）分析演练需求，在对事先设定地震事件的严重程度及应急预案进行认真分析的基础上，确定需演练的科目、需演练的人员、需锻炼的技能、需检验的设备、需完善的流程、需磨合的机制和需明确的职责等。

（3）确定演练范围，根据演练需求、经费、资源和时间等条件的限制，确定演练类型、等级、地域、参演单位及人数、演练方式等。

（4）安排演练准备与实施的日程计划，包括各种演练文件编写与审定的期限、物资器材准备的期限、演练实施的日期等。

（5）编制演练经费预算，明确演练参与单位的任务和经费。

3.3 设计演练方案

演练方案由策划部和保障部共同制定，主要内容包括：

3.3.1 确定演练目标

演练目标是需完成的主要演练任务及其达到的效果，一般说明“由谁在什么条件下完成什么任务，依据什么标准，取得什么效果”。演练目标应简单、具体、可量化、可实现。一次演练一般有若干项演练目标，每项演练目标都要在演练方案中有相应的事件和演练活动予以实现，并在演练评估中有相应的评估项目判断该目标的实现情况。

3.3.2 设计演练情景

演练情景要为演练活动提供初始条件，还要通过一系列的情景事件引导演练活动继续，直至演练完成。演练情景包括演练场景概述和演练场景清单。

（1）演练场景概述。要对每一处演练场景的概要说明，主要说明地震事件发生的时间、地点、震级等要素、地质环境和社会环境条件、地震灾害严重程度、受影响范围、人员和物资分布、已造成的损失、灾害后续发展预测、可能出现的次生灾害等。

（2）演练场景清单。要明确演练过程中各场景的时间顺序列表和空间分布情况。演练各场景之间的逻辑关系要根据地震灾害发展进程、演练控制信息和演练人员收到控制信息后应采取的行动情况进行设计。

3.3.3 设计演练步骤

根据演练情景和内容（科目）设计，对演练过程中应急响应与处置各环节的实施步骤进行预先设定和描述。

3.3.4 编写演练方案文件

演练方案文件是指导演练实施的详细工作文件。根据演练类别和规模的不同，演练方案可以编为一个或多个文件。编为多个文件时可包括演练人员手册、演练控制手册、演练脚本，以及演练宣传方案和演练保障方案等。

（1）演练人员手册。内容主要包括演练概述、组织机构、时间、地点、参演单位、演练目的、演练情景概况、演练现场标识、演练后勤保障、演练规则、演练流程、安全注意事项、通信联系方式等，但不包括演练细节。演练人员手册可发放给所有参加演练的人员。

（2）演练控制手册。内容主要包括演练场景概述、演练场景清单、演练场景说明、参演人员及其位置、演练控制规则、控制人员组织结构与职责、通信联系方式等。演练控制手册主要供演练控制人员使用。

（3）演练脚本。内容主要包括演练场景、处置行动、执行人员、指令与对白、视频背景与字幕、解说词等。实战演练随着熟练程度的提高，可由有脚本演练向无脚本演练转化，以更加贴近实战。

（4）演练宣传方案。内容主要包括宣传目标、宣传方式、传播途径、主要任务及分工、技术支持、通信联系方式等。对涉密应急预案的演练或不宜公开的演练内容，还要制订保密措施。对可能影响公众生活、易于引起公众误解和恐慌的演练，应提前向社会发布公告，告示演练内容、时间、地点和组织单位，并做好应对方案，避免造成负面影响。

（5）演练保障方案。内容主要包括以下方面：

人员保障。演练组织单位和参与单位应合理安排工作，保证演练领导小组、演练总指挥、总策划、文案人员、控制人员、评估人员、保障人员、参演人员、模拟人员等参与演练活动的时间。通过组织培训，提高演练参与人员的素质和技能。

经费保障。演练组织单位要根据按照演练计划及时拨付经费。对经费使用情况进行监督检查，确保演练经费专款专用、节约高效。

场地保障。根据演练方式和内容，经现场勘察后选择合适的演练场地。演练场地应有足够的空间，良好的交通、生活、卫生和安全条件，尽量避免干扰公众生产生活。

物资器材保障。根据需要，准备必要的演练材料、物资和器材，制作必要的模型设施等。

通信保障。应急演练过程中应急指挥机构、总策划、控制人员、参演人员、模拟人员等之间要有及时可靠的信息传递渠道。根据演练需要，可以采用多种公用或专用通信系统，必要时可组建演练专用通信与信息网络，确保演练控制信息的快速传递。

安全保障。大型综合地震应急演练活动要按规定制定专门的应急预案，采取预防措施，避免或应对演练活动中发生非演练内容的突发事件，必要时需要为演练人员配备个体防护装备，购买商业保险。演练现场要有必要的安保措施，必要时对演练现场进行封闭或管制，保证演练安全进行。

3.3.5 演练方案文件评审

演练方案通过评估组评审后由演练领导小组批准，以确保演练方案科学可行和演练工作的顺利进行。必要时，演练方案还需报有关主管单位同意并备案。

3.4 设计演练评估方案

3.4.1 设计评估标准和方法

演练评估是通过观察、体验和记录演练活动，比较演练实际效果与目标之间的差异，总结演练成效和不足的过程。演练评估应以演练目标为基础。每项演练目标都要设计合理的评估方法、标准。根据演练目标的不同，可以用选择项（如：是/否判断，多项选择）、主观评分（如：1—差、3—合格、5—优秀）、定量测量（如：响应时间、被困人数、获救人数）等方法进行评估。

为便于演练评估操作，通常事先设计好评估表格，包括演练目标、评估标准、评估方法和相关记录项等。有条件时还可以采用专业评估软件等工具。

3.4.2 制定演练评估指南

演练评估指南主要包括演练情景概况、演练目标、演练场景清单、参演人员及其位置、评估人员组织结构与职责、评估人员位置、评估表格及相关工具、评估程序、评估方法和标准、通信联系方式等。演练评估指南主要供演练评估人员使用。

3.4.3 编写演练评估报告

依据演练评估指南，在现场观察、体验和记录演练准备、组织、实施、宣传及保障等情况的基础上，对演练活动进行全过程、全方位的评价，并形成演练评估报告报演练领导小组或演练组织单位。

3.5 演练动员和培训

策划部根据地震应急预案和演练方案适时组织会议，对参演单位和主要参演人员进行演练动员，以及技术和必要的保密工作等培训。

4. 演练实施

4.1 演练启动

演练启动一般以模拟地震事件发生后，地震三要素速报完成为启动时间，或者由演练总指挥宣布演练开始并启动演练活动。

4.2 演练执行

4.2.1 演练指挥与行动

(1) 演练总指挥或由演练总指挥授权总策划负责演练实施全过程的指挥控制。

(2) 按照演练方案要求，应急指挥机构指挥各参演队伍和人员，开展对模拟地震事件的应急处置行动，完成各项演练活动。

(3) 演练控制人员应充分掌握演练方案，熟练发布控制信息，协调参演人员完成各项演练任务。

(4) 参演人员根据控制信息和指令，按照演练方案规定的程序开展应急处置行动，完成各项演练活动。

(5) 模拟人员按照演练方案要求，模拟未参加演练的单位或人员的行动，与参演人员共同完成演练任务。

4.2.2 演练过程控制

(1) 桌面演练过程控制。在桌面演练中，演练活动主要是围绕设定的背景信息和注入信息进行。由信息注入人员以口头或书面形式，按照地震灾害发展进程注入若干信息。参演人员根据应急预案及有关规定，讨论应采取的行动，完成应急处置活动，并作出应急处置信息反馈。

（2）实战演练过程控制。在实战演练中，要通过传递控制信息来控制演练进程。控制人员向参演人员和模拟人员按照演练方案传递控制信息。参演人员和模拟人员接收到信息后，按照发生真实地震事件时的应急处置程序，或根据应急预案，采取相应的应急处置行动，并作出应急处置信息反馈。

控制信息可由人工传递，也可以用对讲机、电话、手机、传真机、网络等方式传送，或者通过特定的声音、标志、视频等呈现。演练过程中，控制人员应随时掌握演练进展情况，并向演练总指挥报告演练过程中出现的各种问题。

4.2.3 演练解说和记录

在演练实施过程中，演练组织单位可以安排专人对演练过程进行解说。解说内容一般包括演练背景描述、进程讲解、行动旁白、案例介绍等。

演练实施过程中，一般要安排专门人员，采用文字、照片和音像等方式记录演练过程。文字记录一般可由评估人员完成，主要包括演练实际开始与结束时间、演练过程控制情况、演练进展及阶段性成果、演练活动中参演人员的表现、意外情况及其处置等内容。

4.2.4 演练宣传报道

按照演练宣传方案做好演练宣传报道工作。认真做好信息采集、媒体组织、广播电视节目现场采编和播报等工作，扩大演练的宣传教育效果。对涉密应急演练要做好相关保密工作。

4.3 演练结束

演练完毕，演练总指挥宣布演练结束。演练结束后所有人员停止演练活动，按预定方案集合进行现场总结讲评或者组织疏散。保障部负责组织人员对演练场地进行清理和恢复。

5. 演练总结与评估

5.1 演练总结

演练总结可分为现场总结和事后总结。

（1）现场总结。在演练的一个或所有阶段结束后，由演练总指挥或者总策划、评估组组长等在演练现场有针对性地进行讲评和总结。内容主要包括演练的组织情况、演练目标及效果、参演队伍及人员的表现、演练中暴露的问题、解决问题的办法等。

（2）事后总结。在演练结束后，由文案组根据演练记录、演练评估报告、应急预案、现场总结等材料，对演练进行系统和全面的总结，并形成演练总结报告。演练参与单位也可对本单位的演练情况进行总结。

演练总结报告的内容包括：演练准备及组织情况，演练的目的，演练的时间和地点，参演单位和人员表现，发现的问题与原因，经验和教训，以及改进有关工作的措施建议等。

5.2 演练评估

演练评估是在全面分析演练记录及相关资料的基础上，对比参演人员表现与演练目标要求，对演练活动及其组织过程作出客观评价，并编写演练评估报告的过程，主要侧重对演练实施全过程的效果评价。所有应急演练活动都应进行演练评估。

演练结束后可通过组织评估会议、填写演练评价表和对参演人员进行访谈等方式，也可要求参演单位提供自我评估总结材料，进一步收集演练组织实施的情况。

演练评估报告的主要内容一般包括：演练执行情况、预案的合理性与可操作性、应急指挥人员的指挥协调能力、参演人员的处置能力、演练所用设备装备的适用性、演练目标的实现情况、演练的成本效益分析、对完善预案的建议等。

5.3 成果应用

对演练中暴露出来的问题，演练参与单位应当及时采取措施予以改进，包括修改完善应急预案、有针对性地加强应急人员的教育和培训、对应急物资装备有计划地更新等，并建立改进任务表，按规定时间对改进情况进行监督检查。

5.4 文件归档与备案

演练组织单位在演练结束后应将演练计划、演练方案、演练总结报告、演练评估报告等资料归档保存。

5.5 考核与奖惩

演练组织单位要注重对演练参与单位及人员进行考核。对在演练中表现突出的单位及个人，可给予表彰和奖励。对不按要求参加演练，或影响演练正常开展的，可给予相应批评。

6. 附则

6.1 适用范围

本指南适用于各级各类应急管理领导机构组织开展的地震应急演练活动。有关行业、部门和单位可根据实际情况制定具体的地震应急演练实施细则或专项指南。

6.2 名词解释

（1）地震应急演练。指各级人民政府及其部门、企事业单位、社会团体和基层组织等组织相关单位及人员，依据有关地震应急预案，模拟应对地震事件的活动。

（2）政府演练。指各级政府组织的地震应急演练。

（3）部门演练。指各级政府部门组织的地震应急演练。

（4）企事业单位演练。指交通、铁路、水利、电力、通信等基础设施和学校、医院等人员密集场所的经营管理单位，以及可能发生次生灾害的核电、矿山、危险物品等生产经营单位，以及事业和团体等单位组织的地震应急演练。

（5）基层组织演练。指城市街道办事处、居民委员会、村民委员会组织的地震应急演练。

（6）桌面演练。指参演人员利用地图、沙盘、流程图、计算机模拟、视频会议等辅助手段，针对事先假定的地震事件，通过场景再现、信息注入，讨论和推演应急决策及现场处置的过程，从而促进相关人员掌握应急预案中所规定的职责和程序，提高指挥决策和协同配合能力。桌面演练注重程序的讨论和推演，通常在室内完成。

（7）实战演练。指参演人员利用应急处置涉及的设备和物资，针对事先设定的地震事件及其后续的发展情景，通过实际决策、行动和操作，完成真实应急响应的过程，从而检验和提高相关人员的临场组织指挥、队伍调动、应急处置技能和后勤保障等应急能力。实战演练通常要在特定场所完成。

（8）单项演练。指涉及应急预案中特定应急响应功能或现场处置方案中一系列应急响应功能的演练活动。注重针对一个或少数几个参与单位（岗位）的特定环节和功能进行检验。

（9）综合演练。指涉及应急预案中多项或全部应急响应功能的演练活动。注重对多个环节和功能进行检验，特别是对不同单位之间应急联动机制和联合应对地震灾害能力的检验。

（10）检验性演练。指为检验应急预案的可行性、应急准备的充分性、应急机制的协调性、应急指挥人员的指挥协调能力及应急救援队伍的处置能力而组织的演练。

（11）示范性演练。指为向观摩人员展示应急能力或提供示范教学，严格按照应急预案规定开展的表演性演练。

（12）研究性演练。指为研究和解决地震事件应急处置的重点、难点问题，试验新方案、新技术、新装备而组织的演练。

主要参考文献

1. 德国联邦应急管理学院. 应急管理师资培训班教学资料, 2010—2012.

2. 国务院应急管理办公室. 突发事件应急演练指南, 2009.

3. 李雪峰等. 应急管理演练式培训. 北京: 国家行政学院出版社, 2013.

4. 美国联邦应急管理署. 国土安全应急演练与评估指南, 2013.

5. 美国联邦应急管理学院. 专业演练师培训资料, 2016.

6. 郑希付. 心理场理论. 湖南师范大学社会科学学报, 2000 (1).

7. 北京市应急管理办公室. 北京市突发事件应急演练实施指南, 2012.

8. 中国地震局. 地震应急演练指南, 2011.

9. 王如意. 突发事件应急演练与处置对策. 天津: 天津人民出版社, 2011.

10. 国家行政学院. 中欧全景式应急实战演练资料汇编, 2016.

11. 夏宝成，张小兵，王慧彦．突发事件应急演习与演习设计．北京：当代中国出版社，2011.

12. 赵勇，高玉峰．美国国土安全演习与评价计划．北京：地震出版社，2012.

13. BRITISH STANDARD INSTITUTE. Exercising for excellence，delivering successful business continuity management exercises，2008.

14. WALTER G. Green III：Exercise Alternatives for Training Emergency Management Command Center Staffs，Universal Publishers，2000.

15. WORLD HEALTH ORGANIZATION. Emergency exercise development，2010.

后　记

2009年国家应急管理人员培训基地（即后来的国家行政学院应急管理培训中心）设立伊始，就承担着国务院赋予的国家应急管理教学培训中心、政策咨询研究中心、国际交流合作中心的使命，推动应急演练事业的发展是其重要的工作内容。本书就是在这样的大背景下酝酿、成形的。

2010年起，笔者担任中德应急管理合作项目的应急演练子项目协调人，与来自国家行政学院和若干省市行政学院的教研人员一道，开始了为期两年多的应急演练教学方法学习与研究工作。这期间，我们通过一次赴德学习和七次国内学习，系统学习了德国联邦应急管理学院的应急演练教学咨询方法，开发了一系列桌面演练课程，开展了一系列应急演练教学和应急演练方法教学活动。2013年，作为此项工作的总结，我们出版了《应急管理演练式培训》一书。

2010—2013 年，笔者作为中美应急管理合作项目的协调人，又参与了一系列对美国应急演练方法的学习活动。从 2011 年起，我们在国内共组织三次美国专业演练师培训活动。2011 年底到 2012 年初，笔者又赴美学习研究应急演练近半年，获得美国联邦应急管理署颁发的“专业演练师”资格证书。

在上述工作基础上，2014 年我们成功申请到了国家“十二五”科技支撑研究项目“国家应急演练仿真服务平台及其应用示范”。在项目执行过程中，笔者负责其中的“应急演练方法与流程研究”子课题。本书正是在这一项目的直接推动下完成的。

本书与本丛书的其他书一样，目的是要回答怎样为应急管理界提供一套可供参照的、规范的应急演练方法。经过多年的应急演练学习、研究与咨询实践，我们不断提炼思想、修正概念，形成了本书。

本书的撰写经历了一个长期的过程，也是集体努力的成果。其基本概念与方法早在编撰《应急管理演练式培训》一书的过程中即开始酝酿。2011 年在赴美学习应急演练方法的过程中，笔者起草了本书前两篇的初稿；2014 年，宁夏行政学院唐利教授来学院访学，起草了本书第三篇的初稿。此后，国家行政学院游志斌副教授参加了本书的审订工作。笔者多次在国家行政学院、中国应急管理学会的培训班、研讨会上讲授和发表有关内容，得到学员和与会代表们的各种有益反馈。几年来，关于应急演练基本原理、系列应急演练的概念与流程、桌面演练的概念与分类等都经历了多次反复和修正才逐步清晰和稳定下来。应当说，本书内容目前的表述是审慎的，也基本符合应急演练实际工作的需要。

在相当意义上，本书是中国应急演练实践探索的结果，我们要感谢应急管理实践者！本书在形成过程中也得到了学院内外许多专家的指导与启发，编著者对他们表示衷心的感谢。

国家行政学院应急管理培训中心多年来在组织应急演练相关工作中

积累了大量素材，有关地方和部门也积累了大量宝贵经验。本书引用和借鉴了很多相关资料，我们向这些资料的提供者表示衷心的感谢。

当然，限于编著者能力水平和实践上的局限性，本书不会是完美无缺的，书中的不足之处还请专家批评指正。

李雪峰

2018 年 1 月于国家行政学院

图书在版编目（CIP）数据

应急演练规划指南/李雪峰主编. —北京：中国人民大学出版社，2018.4
（公共安全应急管理指南丛书）
ISBN 978-7-300-25279-7

Ⅰ.①应… Ⅱ.①李… Ⅲ.①公共卫生-突发事件-卫生管理-中国-指南 Ⅳ.①R199.2-62

中国版本图书馆 CIP 数据核字（2017）第 314464 号

公共安全应急管理指南丛书
应急演练规划指南
李雪峰 主编
Yingji Yanlian Guihua Zhinan

出版发行	中国人民大学出版社		
社　　址	北京中关村大街 31 号	**邮政编码**	100080
电　　话	010－62511242（总编室）		010－62511770（质管部）
	010－82501766（邮购部）		010－62514148（门市部）
	010－62515195（发行公司）		010－62515275（盗版举报）
网　　址	http://www.crup.com.cn		
	http://www.ttrnet.com（人大教研网）		
经　　销	新华书店		
印　　刷	固安县铭成印刷有限公司		
规　　格	170 mm×240 mm　16 开本	**版　　次**	2018 年 4 月第 1 版
印　　张	12.25	**印　　次**	2024 年 7 月第 3 次印刷
字　　数	160 000	**定　　价**	39.00 元